U0165115

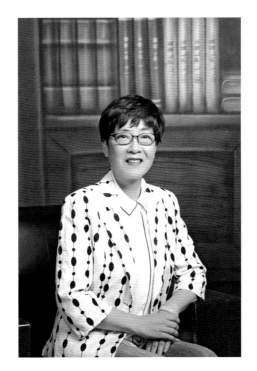

苏晓近照

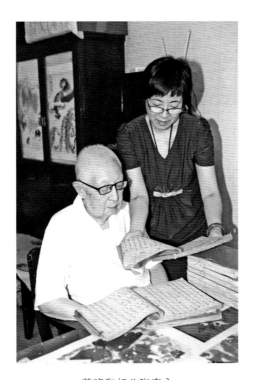

苏晓和叔公张寿永

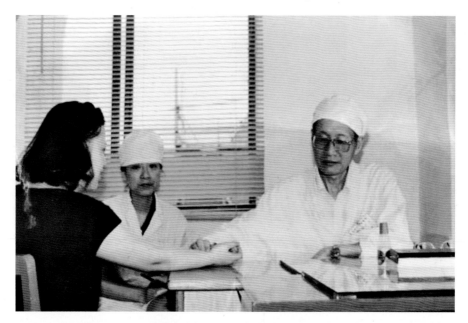

1998 年苏晓跟师沈丕安抄方学习

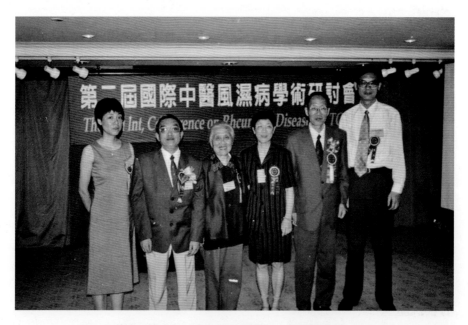

1999 年苏晓在香港特区参加第二届国际中医风湿病学术研讨会

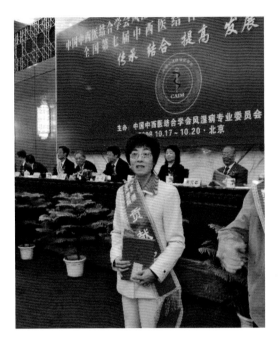

2008 年 10 月苏晓于北京人民大会堂获颁
"推动风湿病学术发展贡献奖"

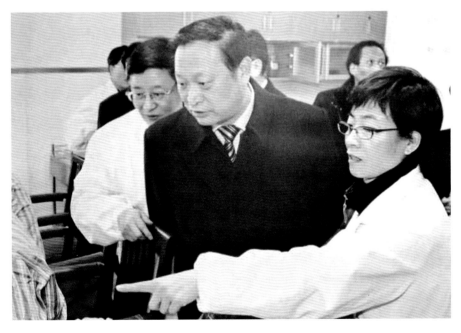

2010 年时任卫生部副部长、国家中医药管理局局长王国强(中)
在上海市中医医院风湿科调研

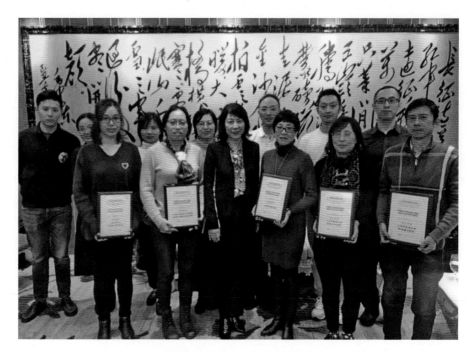

2020 年 11 月国家重点专项——中医药治疗类风湿关节炎的
临床队列和疗效评价研究授牌仪式

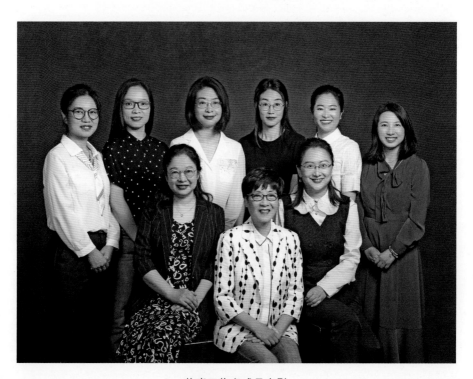

苏晓工作室成员合影

拈丹春晓

名中医

苏晓

学术传承集

七秩强歌 杏林芳华
上海市中医医院名医学术传薪系列

总主编 执行总主编 主编
陆嘉惠 李 勇 陈薇薇
钟力炜 黄慧萍

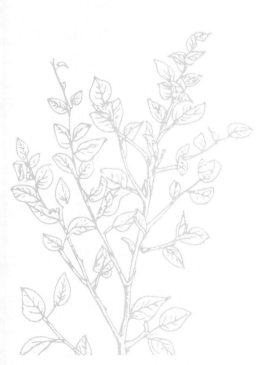

上海科学技术出版社

图书在版编目（CIP）数据

名中医苏晓学术传承集 / 陈薇薇，黄慧萍主编. --
上海 ：上海科学技术出版社，2024.6
（七秩弦歌　杏林芳华 ：上海市中医医院名医学术
传薪系列）
ISBN 978-7-5478-6541-5

Ⅰ. ①名… Ⅱ. ①陈… ②黄… Ⅲ. ①中医临床－经
验－中国－现代 Ⅳ. ①R249.7

中国国家版本馆CIP数据核字(2024)第048302号

名中医苏晓学术传承集
主编　陈薇薇　黄慧萍

上海世纪出版(集团)有限公司
上 海 科 学 技 术 出 版 社　出版、发行
（上海市闵行区号景路 159 弄 A 座 9F - 10F）
邮政编码 201101　　www.sstp.cn
上海雅昌艺术印刷有限公司印刷
开本 787×1092　1/16　印张 12.25　插页 2
字数 200 千字
2024 年 6 月第 1 版　2024 年 6 月第 1 次印刷
ISBN 978 - 7 - 5478 - 6541 - 5/R・2965
定价：98.00 元

内容提要

　　本书是"上海市中医医院名医学术传薪系列"丛书之一。全书围绕从医掠影、学术探析、心得集锦、验案撷英、匠心传承五部分内容,介绍了上海市中医医院名医苏晓的从医之路、学术影响和临证经验。苏晓是上海市名中医,中华中医药学会风湿病分会名誉副主任委员,上海市中医药学会风湿病分会名誉主任委员。本书阐述了苏晓治疗风湿免疫性疾病的学术思想;探讨了常见风湿性疾病的诊治经验以及用药特色,包括单味药、药对以及经验方的临床应用;还收录了主要传承人在跟师学习过程中整理的医案本书实为不可多得的临证参考素材,有助于读者提高对风湿免疫性疾病的认识理解和深入研究。

　　本书可供中医和中西医结合临床医师、中医院校师生及广大中医爱好者参考阅读。

丛书编委会

学术顾问

施 杞　严世芸　唐汉钧

顾 问

王翘楚　沈丕安　王霞芳　朱松毅　虞坚尔　胡国华
王羲明　顾乃芳　余莉芳　李 雁　苏 晓

总主编

陆嘉惠　钟力炜

执行总主编

李 勇

编 委（以姓氏笔画为序）

叶 茂　孙永宁　苏 晓　李 勇　李 萍　李毅平
吴建春　张树瑛　张雯静　陆嘉惠　陈 栋　陈 静
陈薇薇　宓轶群　封玉琳　赵凡尘　钟力炜　姚 蓁
徐军学　唐 烨　薛 征

编写秘书

钱卉馨

本书编委会

主　审

苏　晓

主　编

陈薇薇　黄慧萍

副主编

夏　嘉　张　娜

编　委（以姓氏笔画为序）

王不易　江春春　孙蓓蓓　张玉兰　阿古达木　赵文修

凌琰嘉　陶智会　颜真波

总　序

杏林芳华,七秩峥嵘;守正创新,再谱华章

　　杏林芳华,跨越七十载风霜;守正创新,开启新世纪辉煌。上海市中医医院自 1954 年建院以来,始终秉承传承创新的精神砥砺前行。党的二十大报告明确指出,"促进中医药传承创新发展"。作为一家中医特色鲜明、人文底蕴深厚、名医大家辈出的三级甲等中医综合医院,上海市中医医院集医、教、研于一体,矢志不渝,不断进取,设有上海市名老中医诊疗所,以及上海市中医、中西医结合专家诊疗所等服务平台,聚集了大批沪上及长三角地区高水平的中医药名家,同时致力于海派中医流派传承与研究。全院目前拥有 5 名全国老中医药专家学术经验继承工作指导老师,4 个全国名老中医药专家传承工作室,11 名上海市名中医,11 个上海市名老中医学术经验研究工作室,1 个上海市中药专家传承工作室,4 个海派中医流派传承研究总(分)基地,5 个上海中医药大学名中医工作室。近年来,医院更是加大人才培养力度,不断涌现如国家中医药管理局青年岐黄学者、上海市领军人才、浦江人才、上海市优秀学科带头人等高层次人才。

　　中医药源远流长,作为植根于中华文明、汇聚先贤智慧的医学宝库,在历史长河中生生不息、薪火相传。医院立足上海市,辐射长三角,肩负"承前启后,继往开来"的中医药事业发展重任。值此建院七十周

年之际,我们特别呈现"上海市中医医院名医学术传薪"系列丛书,汇集我院历年来获"上海市名中医"殊荣的 11 位中医名家的生平事迹、学术成就与医学贡献,深入剖析这些名中医的成长经历和职业轨迹,展示他们的医德医风和人文情怀,他们在临床实践中勤勉求精,在学术研究中开拓创新,在教育传承中桃李天下。习近平总书记指出,中医药学是"祖先留给我们的宝贵财富",是"中华民族的瑰宝",是"打开中华文明宝库的钥匙","凝聚着深邃的哲学智慧和中华民族几千年的健康养生理念及其实践经验";中医药的发展要"遵循中医药发展规律,传承精华,守正创新"。本丛书的编纂出版,正是我们贯彻总书记对中医药重要论述的一次生动实践。

本丛书通过从医掠影、学术探析、方药心得、验案撷英、匠心传承等多个维度,展现名中医们在各自专业领域的精湛医术、从医心得、卓越成就及对中医药传承发展的积极贡献;展现他们坚守传承,继承"青松传承"之志;自强不息,恪守"厚德、博学、传承、创新"的初心。他们的人生阅历、学术成就及文化自信不仅展现了个人的精彩,更折射出中医学这门古老学科的蓬勃生命力和新时代价值。

本丛书不仅是我院历届上海市名中医的成果集锦,也是医院精神财富的重要组成,更是新时代中医文化的时代印记。把中医药这一祖先留给我们的宝贵财富继承好、发展好、利用好,增强民族自信、文化自信、历史自信,相信本丛书的出版将为新一代中医人提供学习的范式、文化的支撑和前进的方向。

承前启后,绘就新篇。我们诚挚地将本丛书献给所有热爱和支持中医药发展事业的朋友们。以匠心传承,向文化致敬,既是对中医药博大精深的文化敬仰,也是对其创新发展前景的坚定信念。希望它的智慧之光能照亮求知之路,激发大家对传统医学的深切热爱,让更多人了解中医药的丰富内涵和独特魅力,让中医文化自信坚实中华优秀传统文化的自信。

凡是过往，皆成序曲；所有未来，力铸华章。愿书中诸位医者"海纳百川，有容乃大"的胸怀，激励更多有志英才，投身于中医药的创新实践之中，共创未来。

丛书编委会
甲辰年正月廿二

序 言

作为一名西医医生,要给《名中医苏晓学术传承集》一书作序显得有点难度,但我毫不犹豫地答应了,这不也是体现了中西结合嘛。从西医风湿病的视角来看中医风湿病的诊治似乎更有意思。

中医药学是中华民族数千年传承下来的瑰宝,为中华民族世世代代繁衍生息,为延续中华民族几千年的文明做出了巨大贡献。苏晓主任出生于中医世家,中医根基扎实,医术精湛,医德高尚。通读本书后,我被本书深入浅出的论述所吸引,重要之处甚至读上几遍,意外收获了不少中医药的精粹知识。下面我想谈几点感悟。

中医之根乃"中"

苏主任在书中首先非常醒目地提出了中医之根乃"中",即中医姓"中"的属性,这个原则非常重要,我非常赞成和强调这个观点。在过去有一段时间,部分中医生尤其风湿病领域完全照搬西医西药,而把中医中药作为陪衬,失去了中医姓"中"的根本。

作为中医人,苏主任为寻根,不断勤求古训,系统整理历代文献,深化论证其病因病机,探讨各种病症的最佳综合治疗方案及治疗规律,从整体上调节人体阴阳平衡、调整人体免疫系统。在中医药学术理论和临床诊治方面都有非常高的造诣,而且精通药物脾性,对每味中药应用都得心应手、恰如其分。苏主任的患者中,许多是不用西药的,仅用中药就达到病情缓解,这是她中医药的功底深厚之处。

中西医结合,西为中用

中医药和西医药各为独立的诊疗系统,虽然目的都为了诊治患者,但道不同。如何让中西医结合? 或者说如何西为中用? 我想苏主任的书中已有答案,即在中学西用或西为中用的过程中,要牢牢把握"中医姓中"的属性。现在医学发展飞速,如遗传学、免疫学、分子生物学、临床诊治标准、各种新检查、治疗新进展等,在苏主任的书中亦有明显体现,如应用西医的疾病诊断标准进行归类并辨证其属性,如风湿病辨为"痹病"范畴,虚是其共同属性。中医论"急先治标,缓治其本",在危重患者中先用西药救急,然后用中药巩固和缓解,还发表了不少与免疫有关的论文,如调节性 T 细胞与系统性红斑狼疮的研究等。苏主任在西为中用的实践中既实事求是,又坚持"中医之根在中"的原则,是中学西的典范之一。

中医药宝藏亟待深挖开发和传承

中医药是中华民族数千年传承的宝藏,在历史长河中涌现出无数像李时珍、张仲景、华佗、孙思邈等耀眼的神医、名医,他们具有高超的医术。在那古老的年代,他们仅通过简单的望、问、闻、切和中药材就能诊治无数疑难杂症,还能做外科手术。他们的医术是如何达到这样高超的境界,现在中医人为何不能出几位这样的神医,是因为我们中医的"根"还挖得不深不透,没有真正传承到中医的精髓?

所以我非常支持国家对中医药的大力扶持和发展,支持选拔一批名中医传承和发扬中医药的伟大事业。这是一个刻不容缓的伟大工程,希望一代接一代地不懈努力,把中医的宝藏挖得越深越透,传承得越多越精。

中华医学会风湿病分会第五、
第六届副主任委员

2023 年 6 月

前 言

　　中医药学是中华民族的伟大创造，是中国古代科学的瑰宝，也是打开中华文明宝库的钥匙，为中华民族繁衍生息作出了巨大贡献，对世界文明进步产生了积极影响。党的"十九大"报告中，习近平同志强调要传承发展中医药事业。传承发展中医药事业具体措施包括加强名老中医学术经验传承，实施中医药文化传播行动，使老中医的宝贵临床经验得到更好推广，使中医药成为群众促进健康的文化自觉。

　　苏晓出生于以治疗伤寒、热病见长的张氏中医世家。1983 年师从叔公张寿永临证学习，1984 年师从叔公张伯讷，1985 年毕业于上海中医学院，同年就职于上海市中医医院，师从上海市名中医沈丕安。

　　苏晓从医 38 载，擅治各种中医内科疑难杂症，尤擅运用传统方药结合西医学诊疗技术治疗各种风湿免疫性疾病。秉承风湿病以"虚"立论，守正创新，提出红斑狼疮以肝肾阴虚为本，以养阴清热、活血利水为大法，中西贯通，多靶点多通路治疗，以增效减毒为目的，以控制疾病活动度、减少激素使用、减少和预防复发、减少对器官的累及损伤为治疗目标。确立类风湿关节炎乃禀赋不足，脾肾亏虚为本，感受风湿之邪，属虚实挟杂之证，应标本兼顾，祛风除湿，活血通络，补益肝肾，自拟补肾通络方，获得临床实效。干燥综合征同为先天禀赋不足，肝肾亏虚，热毒血瘀是主要病机，自拟养阴活血生津方，屡获良效。

本书系统阐述了苏晓治疗风湿免疫性疾病的学术思想,探讨其诊治常见风湿性疾病的经验以及用药特色,收录了大量的医案医话。

由于水平有限,我们在整理过程中难免有不足和错误,诚恳希望大家批评指正,以便进一步做好名中医经验的继承整理工作。

编者

2023 年 5 月

目 录

第一章

从医掠影篇

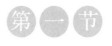

人物简介

　　苏晓，女，1961年12月出生，上海市中医医院主任医师，教授，博士研究生导师，上海市名中医，曾任中华中医药学会风湿病分会第3、第4届副主任委员，现任第5届名誉副主任委员、常委；中国中西医结合学会风湿病分会常委，世界中医联合会风湿病分会第3届副会长，上海市中医药学会理事；曾任上海市中医药学会风湿病分会第8、第9、第10届主任委员，现任第11届名誉主任委员；曾任上海市中西医结合学会风湿病分会第1、第2、第3届副主任委员，现任第4届副主任委员。曾任上海市中医医院风湿病科主任，现为学科带头人。

　　苏晓出生于张氏中医世家，张氏医家以治疗伤寒、热病见长。外公张存汉，字清和，是龙华张氏二十五世，张晓云曾孙，张氏医学第12代传人。苏晓1983年师从叔公张寿永临证学习，1984年师从叔公张伯讷，1985年毕业于上海中医学院，同年就职于上海市中医医院，师从上海市名中医沈丕安。

　　苏晓从医38载，擅治各种中医内科疑难杂症，尤擅运用传统方药结合现代医学诊疗技术治疗各种风湿免疫性疾病。主持上海市特色专科项目、上海市优势专科项目、上海市申康重大项目和五新转化项目、上海市传统医学示范中心建设项目、上海市名中医工作室建设项目、上海市科委科技创新项目等10余项，获科研基金资助256万元。获上海市中医药学会风湿病分会科技成果奖三等奖、中华中医药学会科技奖三等奖等奖项，发表学术论文57篇，SCI论文3篇，主编和参编多部学术专著（主编2部，副主编6部，编委6部）。

　　苏晓医术精湛、医德高尚，曾获上海市卫生局三八红旗手，上海市第八届银蛇奖提名奖，上海市第四届"医树奖"，上海中医药大学优秀科主任，上海市卫计委先进个人等荣誉，在上海市乃至全国具有较高的学术地位。

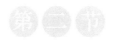

中医缘起、传承与发展

一、出生中医世家

苏晓,出生于中医世家。外公张存汉,字清和,是上海海派中医之中张氏内科的创始人,明代末年"贵三公"后裔张元鼎先生的第九代传人。以治疗伤寒、热病见长。以"不为良相,愿为良医"为家训。20世纪初,上海滩有句名言"得了伤寒病,去找张骧云"。张骧云,是当时上海鼎鼎有名的中医"张聋聋",是龙华张元鼎张氏家族的传人之一。外公的爷爷即是张骧云的兄长张晓云。

张存汉,1915年5月14日生于上海,1959年3月5日病逝,享年仅44岁。是上海解放后第一届上海市医务工作者协会秘书长,中国农工民主党党员,毕业于上海中医专门学校。张存汉天资聪明,从小对中医诊病耳濡目染。年幼时,生性活泼聪明,经常随身为中医的太外公张子修出诊,每每诊病,他都看在眼里,记在心里。14岁那年,太外公误吃河豚不幸身亡。从此,小小年纪的张存汉就担负起了照顾家庭的全部责任,17岁开始独立挂牌行医,不久就在远近有了不错的口碑。同时还在当时的上海中医专门学校学习中医理论,一边学习中医知识,一边还潜心研究如何更好地给患者治病。张存汉记忆力特别好,《内经》等古籍倒背如流,并能灵活运用古方加以临床发挥。随着时间的推移,他的患者越来越多,有的时甚至要排队等候。他对患者尽心尽力,敢于负责,为了治病救人,敢于下重剂。而对于一些家境贫寒的患者,他不仅不收诊费,有时还要给患者垫付药费。当时张存汉诊所旁有两个药铺,一个是"杜正源",一个是"舒同寿",药铺每天派专人上门收方,一些无力付药费的患者的处方,张汉存都特别注明"不收费",这些药费每个月都由外公给予结算。他还经常参加慈善机构举行的义诊活动。

1945年时,上海"霍乱"很严重,很多医院都闭门谢客。张存汉依然照常诊治患者,他的药方特别有效,来看病的人非常多,上午下午都排满了人,甚至连吃饭的时间都没有。张存汉不仅医术高明,而且多才多艺,琴棋书画样样在行,尤其是书画和京剧,更是具有专业水准。新中国成立后,他积极响应政府号召,是上海市最早组织联合诊所的发起人之一。

二、立志中医事业

张存汉因病英年早逝,苏晓外婆的一言一行,无不透出外婆对外公的眷念和家传中医的留恋。因于此,1980年苏晓考大学的时候,便毅然投考了当时的上海中医学院。很多同学都不理解,因为当年她是上海第一批理科班的学生,好不容易考上了理科班,却去考了个"古董学堂",有点可惜。而她其实对中医也并不了解,只是凭着一腔热情,开启了并不熟悉的领域的航程。

中医学院读书伊始,虽然自以为古文基础很不错,但还是被满眼"阴阳五行""寒热""气血""虚实"给"砸晕",朴素的中医理论有时并不能给到明确的答案,而是需要慢慢积累,需要有一点悟性,需要反复记忆。苏晓的毕业论文导师是她的叔公张伯讷,他当时是中医基础教研室主任,对于中医理论,他是了然于心,他的悉心指导,给了苏晓很多启发,也是她重新认识中医,并真正决心投身中医的力量源泉。她的毕业论文《略论相火》,在毕业当年获得了优秀毕业论文的荣誉。

在上海中医学院就读放暑假期间,苏晓利用休息时间跟随她的叔公张寿永老先生抄方学习,当时叔公在位于人民广场附近的红光医院出诊。这段时间的跟诊学习,让她慢慢懂得了什么是望闻问切,什么是辨证施治,进一步明白中医经典、中药经方在临床运用的重要性。叔公循循善诱,苏晓则如饥似渴。在治疗伤寒病时如何合理地遣方用药,在治疗过程中如何扶正祛邪,而祛邪时如何保护胃气。脾胃乃后天之本,气血生化之源,脾胃强则正气足,病当自除。叔公教会了她应该如何在治病中通过正确运用"阴阳""气血""寒热""虚实"辨证,达到药到病除的目的。

三、传承中医薪火

苏晓2000年创建风湿科病房,同年经上海市卫生局批准,中医治疗红斑狼疮特色专科正式挂牌,成为上海市级重点特色学科。2012年该学科入选上海市第三批中医临床优势专科建设项目与上海市传统医学示范中心。确立系统性红斑狼疮、类风湿关节炎、干燥综合征为三大优势病种,其中系统性红斑狼疮的收治率始终位于上海市前五。带领学科作为国家中医药管理局"十一五""十二五"重点专科风湿病协作组成员单位,参加阴阳毒、狐惑、热疹痹、肌痹的中医临床诊疗方案梳理、验证及优化,中医路径的验证等工作;牵头制定国家中医药管理局

2018 版狼疮性肾炎的中医诊疗方案和中医临床路径工作;参与制定中华中医药学会团体标准的类风湿关节炎、痛风、骨关节炎的病证结合诊疗指南,中国白塞综合征中西医结合诊疗专家共识(2020 年),推进了中医药诊疗风湿病的规范化进程。诸多有成效的工作,苏晓获"全国中医风湿病优秀工作者""推动风湿病学术发展贡献奖"等荣誉。

苏晓带领学科团队开展风湿免疫性疾病的临床、教学、科研工作,学科团队现有主任医师 2 名、副主任医师 4 名,硕士研究生导师 2 名,医学博士 5 名。团队成员入选上海市科技专家库专家 2 名,市人才培养计划 2 名,校级后备专家 1 名,校级骨干教师 1 名,海派中医流派传承人才培养项目 1 名。培养研究生和师承学生 20 余名,获市级优秀毕业生 1 名,校级优秀毕业生 1 名,校级优秀毕业论文 1 人。苏晓本人也获得上海中医药大学优秀研究生导师、优秀论文指导老师的荣誉。她指导的学生在全国青年医师风湿病中医医案大赛总决赛中屡屡获奖,连续 4 年蝉联上海赛区第一名,指导的论文多次获中华中医药学会会议优秀论文奖等。在苏晓的带领下,上海市中医医院风湿科团队不断发展壮大,坚持以中医为主的治疗理念,坚持使用传统中医疗法与现代医学并行,在提高疗效的同时,获得了患者的好评和肯定。

第二章

学术探析篇

中医千年医术的传承,向来不是保守的。随着时代发展,现代中医在发扬中医治疗优势的同时,更需要不断吸取其他学科研究成果,完善自身发展,接受现代医学的科技、方法和手段,不断修正自己,为临床诊疗提供思路,从而推动中医药事业的进步和发展,改善我们的医疗体系。

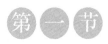

勤求古训,中医之根乃"中"

风湿性疾病往往以关节疼痛、晨僵、肿胀及肌肉乏力、酸痛为临床切入点,伴或不伴有多系统受累。大多数医家认为风湿性疾病归属于中医学"痹"病范畴。1989年王兆铭在《中西医结合治疗风湿类疾病》中正式提出:"风湿类疾病在祖国医学中属于与风寒湿邪有关的痹证范畴,包括肢体痹和脏腑痹。"

作为中医人,要铭记初心,始终牢记我们的根本是"中"而不是"西"。风湿免疫病学在国际上已有上百年的发展历史,但在我国内科学中却是最年轻的一个专业学科,在许多疾病的认识和治疗上仍处于探索阶段。"痹"病是《内经》中为数不多有系统论述的病证名,由来已久,但由于其病机复杂,病症多变,要想更好地发挥中医药优势,首先要勤求古训,系统整理历代文献,深化认识其病因病机,挖掘其内外治法,从多层次、多环节、多途径进行治疗,探讨各种病症最佳的综合治疗方案及治疗规律,从整体上调节人体阴阳气血平衡,调控人体免疫状态。

一、"痹"的定义

"痹",原作"畀",最早见于长沙马王堆汉墓出土的《足臂十一脉灸经》帛书中,"病胻瘦,多弱(溺),耆(嗜)饮,足柎(跗)種(腫),疾畀(痹)"。"足跗肿"视为"痹"之表现。《说文解字》曰"痹,湿病也",将痹作为病名论述,理解为湿邪所致的病证。《内经》首次系统论痹,对痹的诠释包括三方面含义:一指症状言,为麻木疼痛之症,如《灵枢·刺节真邪》在论述邪气客于肌体后所产生症状曰"气往来行,则为痒;留而不去,则痹;卫气不行,则为不仁",此痹有疼痛麻木之意。二作病机言,华佗《中藏经·论痹》有云"痹者,闭也",指闭塞不通。《内经》提到"痹"或痛,或不仁,或心下鼓等多种临床表现,大多可用闭塞不通的病机加以解释。

此外,《素问·痹论》指出肺、心、肾、肝、脾五脏闭塞不通后可出现相应脏腑症状,"淫气喘息,痹聚在肺;淫气忧思,痹聚在心;淫气遗溺,痹聚在肾;淫气乏竭,痹聚在肝;淫气肌绝,痹聚在脾"。三指病证言,指风寒湿邪侵袭人体后所致的病证,"风寒湿邪杂至合而为痹"。

二、"痹"病的学术源流

1. **先秦两汉时期** 肢体痹滥觞于《内经》,《素问·痹论》首次提出"风寒湿三气杂至,合而为痹也,其风气胜者为行痹,寒气胜者为痛痹,湿气胜者为着痹也"。从病因病机、疾病分类、诊断、预后转归等方面系统全面阐述,治疗方面提到针刺和药熨。张仲景在继承《内经》理论基础上,不断探索并补充肢体痹的病证研究。《伤寒论》则进一步发展辨证论治理论;《金匮要略》新增"湿痹""湿病""历节病""血痹"等病名,强调"湿"在该病病因学中的重要性;不仅如此,对肢体痹治疗,《金匮要略》既有立法,如散寒除湿法、益气固表法、发汗祛湿法等,又有具体方药,如桂枝芍药知母汤、黄芪桂枝五物汤、乌头汤等,这些经方的实用性和有效性在现代临床实践中不断得到验证。

2. **晋隋唐时期** 晋隋唐时期,医家们在实践过程中不断积累经验,对肢体痹的概念、病因病机及治则治法等方面都有着全新的理解。

《诸病源候论》以《内经》为圭臬,结合临床实践,又有所创见。病因认识上,强调虚与邪并重,"痹者,风寒湿三气杂至合而成痹……由人体虚,腠理开,故受风邪也",成为后世扶正治法的立论依据。病证命名上,提出"风寒湿痹",为后世重视邪气兼夹理论奠定基础。治疗方法上,详加介绍按导疗法,完善肢体痹的外治法。

以《备急千金要方》和《外台秘要》为代表的唐代医方书中,收录了唐以前大批验方,内容详尽,治疗方法多样,有内服、外用、针灸、食疗等,进一步完善了肢体痹治疗理论体系。其中治疗肝肾亏虚兼受风寒湿邪的独活寄生汤、热毒流入四肢的犀角汤至今仍为治痹名方。

3. **宋金元时期** 宋时期,学术百家争鸣,各派理论与观念不断交融、完善,中医学术发展更为充分。涌现了《太平圣惠方》《圣济总录》《太平惠民和剂局方》等许多方书,四君子汤、六味地黄丸、藿香正气散、活人败毒散等当今临床常用的效方便出于此。较前代医籍,既承经典理论,又重收集民间验方和医家经验,旁搜博采,结合各家论说,对"痹"病概念认识、病因病机、症状表现论述详尽。《圣济总录》是继《内经》之后,首次设专篇论痹的医著,以《内经》原文为大纲,结合宋前医家思想,形成丰富的治疗理论。《严氏济生方》提出内虚外感致痹的病因实质。"风寒湿三气杂至,合而为痹。皆因体虚腠理空疏,受风寒湿气而成痹也"。

金元时期,中医各家学说兴起,朱丹溪在《格致余论》中首次提到"痛风"病名,谓"彼痛风者也,大率因血受热,已自沸腾,其后或涉冷水,或立湿地,或扇取凉,或卧当风,寒凉外搏,热血得汗浊凝涩,所以作痛,夜则痛甚"。张子和认为肢体痹的关键在于"胸膈间有寒痰",治疗时"必先涌去其寒痰",并将汗、吐、下三法引申至肢体痹的治疗上。李东垣主张多从风、湿二因论治,治疗上常涉及羌活、独活、防风等风药。

4. 明清时期　明清时期,肢体痹的辨证已日趋完善。《普济方》设"诸痹方",收集大量治痹方剂,内容详尽,分类详细。张景岳认为"诸痹者,皆在阴分""治痹之法,最宜峻补真阴",主张用大防风汤、三气饮等治疗,对肝肾阴虚、体虚久痹者有重要指导意义。叶天士《临证指南医案》提出久病入络学说,指出肢体痹治疗时"须以搜剔动药"以攻邪通结。王清任《医林改错》提出"痹症有瘀血说",其所创之身痛逐瘀汤仍是当今临床常用治痹方药之一。

通过梳理古代文献可见,就病因而言,医家们逐渐从《内经》时期重外邪逐渐过渡至内虚感邪并重,强调"痹"病之因不唯外实,亦有内虚,正气不足是致痹的内在根据。外邪方面,逐步扩大病因范畴,风、寒、湿、暑、热等外邪入侵是痹发生的外在条件,内虚外感方可致痹。不仅如此,古籍中对"痹"发生的诱因也做了进一步阐释,如"久坐湿冷之地""酒醉汗出""当风取凉"受湿邪;"疲劳汗出""卧不时动摇"致腠理开,为风邪所侵。风湿病临床中,不乏一些关节痛患者,如类风湿关节炎和强直性脊柱炎,这类患者在疾病初期和缓解期急性发作时,大部分存在遇阴雨、贪凉受风、汗出当风等诱因,这种诱因的具体表现形式对当今肢体痹预防有着重要参考价值。

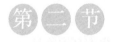

审证求因,风湿病以"虚"立论

现代风湿病是一大类疾病的总称,没有完全对应的中医病名,大致归属"痹"之范畴。对于"痹"的病因,《素问·痹论》提出"风寒湿三气杂至,合而为痹也"。

确立外邪在痹形成中的重要地位。但与此同时,《素问·痹论》又云"逆其气则病,从其气则愈,不与风寒湿气合,故不为痹",此"气"应理解为"营卫之气",所谓"逆其气",是指营卫失谐。《灵枢·五变》谓"粗理而肉不坚者,善病痹",机体虚弱,营卫虚衰,腠理疏松,邪气趁虚而入,发为"痹"。故此,确立了风湿病以"虚"立论。这一立论亦可从后世医家著作中得以印证。《诸病源候论》云"痹者,风寒湿三气杂至,合而成痹……由人体虚,腠理开,故受风邪也"。明确指出"痹"由内虚外感所致,之后唐宋主要代表著作如《备急千金要方》《外台秘要》《太平圣惠方》及《圣济总录》亦承袭此观点。

苏晓在大量的病例及长期临床实践过程中亦发现,"虚"是风湿性疾病患者的共同内在因素。

一、系统性红斑狼疮以肝肾阴虚为本

系统性红斑狼疮(systemic lupus erythematosus,SLE)临症表现复杂多样,纵观中医古籍,并无"系统性红斑狼疮"的病名记载,但其关节疼痛、面部红斑、皮肤破损、水肿等症候早在中医古籍中已有相关记载。如《素问·痹病》中指出"五脏皆有合,病久而不去者,内舍于其合也。故骨痹不已,复感于邪,内舍于肾……各以其时重感于风寒湿之气也""肾痹者,善胀,尻以代踵,脊以代头"等与系统性红斑狼疮多脏器、多系统累及的特点较为相似。《金匮要略·百合狐惑阴阳毒病脉证治》曰:"阳毒之为病,面赤斑斑如锦文,咽喉痛,吐脓血""阴毒之为病,面目青,身痛如被杖,咽喉痛"。阴阳毒系感疫毒所致。阳毒者,热毒壅盛于血分,现于面部,则面红斑状如锦文;灼伤咽喉,则咽喉痛;热盛肉腐则成脓,故吐脓血。阴毒者,疫毒侵犯血脉,瘀血凝滞,阻塞不通,则见面部色青;经脉阻塞,流血不畅,故见身疼痛如被杖;疫毒壅结于咽喉,则咽喉疼痛。阴阳毒的临床症状与系统性红斑狼疮面部红斑、多关节的疼痛、肿胀、口腔溃疡等症状较为相似。《诸病源候论》中指出:"夫人冬月触冒寒毒者,至春始发病,病初在表,或已发汗、吐、下而表证未罢,毒邪不散,故发斑疮。又冬月天时温暖,人感乖戾之气,未即发病,至春又被积寒所折,毒气不得发泄,至夏遇热,温毒始发出于肌肤,斑烂隐轸如锦文也。"文中描述的临床症状与系统性红斑狼疮的皮损现象较为相似。《金匮要略·水气病脉证并治》中指出:"肾水者,其腹大,脐肿腰痛,不得溺,阴下湿如牛鼻上汗,其足逆冷,面反瘦。"肾阳虚衰,气化不能,因而水湿内聚。故肾水的临床表现与狼疮性肾炎所致的水肿十分相似。因此系统性红斑狼疮的中医诊断可归纳至"痹病""阴阳毒""温热发斑""水肿"等范畴。

系统性红斑狼疮是与 T 淋巴细胞、B 淋巴细胞异常活化密切相关的自身免疫性疾病,其病理改变为大量免疫复合物沉积或抗体侵袭血管壁导致的坏死性血管炎。系统性红斑狼疮的发病虽然可能与遗传因素、环境因素、感染、性激素等多种因素紧密相关,但其确切发病机制仍未明晰。研究发现,系统性红斑狼疮的家族遗传现象可能与信号转导及转录激活因子 4、白细胞介素-1 相关受体激酶 1、干扰素调节因子、肿瘤坏死因子诱导蛋白 3、肿瘤坏死因子诱导蛋白 3 相互作用蛋白 1、整合素亚基 α、人类白细胞抗原 DR 亚型、肿瘤坏死因子超家族成员 4、分化簇 80、锚蛋白重复序列 1、蛋白酪氨酸磷酸酶非受体 22 型、B 淋巴细胞激酶、白细胞介素-17、白细胞介素-21 等基因和微小 RNA、DNA 甲基化表观遗传修饰方式密切相关。环境因素中紫外线、日照时间、海拔和季节因素与系统性红斑狼疮的发病和病情活动密切相关,其中紫外线可通过调节白介素-1,肿瘤坏死因子 α,细胞间黏附分子-1 和组织相容性 2 级分子结构分子在皮肤的表达从而引起系统性红斑狼疮病情活动。海拔变化可通过影响紫外线强度调节维生素 D 的合成,从而进一步影响系统性红斑狼疮患者关节病变,与此同时,系统性红斑狼疮中枢神经系统受累率和海拔变化呈正相关性。而系统性红斑狼疮病情活动时间多分布于冬季或冬春季,这可能与低温条件可促进相关炎症因子表达密切相关。感染因素中 EB 病毒的感染与系统性红斑狼疮的发病密切相关,EB 病毒具有噬 B 淋巴细胞的特点,可在 B 淋巴细胞中增殖,并保持终身活性。研究表明,EB 病毒的感染可能通过调节 B 淋巴细胞异常活化从而影响系统性红斑狼疮的病情发展。性激素中雌激素可通过调节 T 淋巴细胞和 B 淋巴细胞的表达从而影响系统性红斑狼疮的病情活动。泌乳素可通过调节 B 淋巴细胞的表达从而促进系统性红斑狼疮的病情变化。孕酮可通过调节浆细胞样树突状细胞的表达从而对系统性红斑狼疮起到保护作用。雄激素可通过调节白细胞介素-10 水平对系统性红斑狼疮起到保护作用。由此可见性激素对系统性红斑狼疮具有双向调节作用。

正因系统性红斑狼疮不仅发病与多种因素相关,临床表现同样复杂多样,因此中医学对系统性红斑狼疮病因病机认识仍以个人主观经验为主,并无统一共识。西医学研究表明系统性红斑狼疮的发病与免疫功能紊乱密切相关,正常免疫功能是保护机体的重要机制,属中医"正气"范畴,"正气"生长与肝、脾、肾三脏密切相关,若"正气"太过或不足则导致免疫功能紊乱继而发病。苏晓通过多次临症研究发现,系统性红斑狼疮患者多为育龄期女性,临症多以阴虚内热证为主要表现,同时又兼有瘀热痹阻证表现。《素问·五运行大论》云:"肾生骨髓,髓生肝。"表明了肝肾间生理、病理的密切关系。《景岳全书》云："肾为一身阴阳之本。"因此苏晓认为系统性红斑狼疮是因禀赋不足，肝肾亏虚，邪气入营，瘀阻脉络，久而化热，热伤真阴所导致的顽疾，其主要病因为禀赋不足、肝肾亏虚，主要病机则以阴虚内热为本、瘀热痹阻为标。

辨治系统性红斑狼疮时应明确病情发展阶段，根据患者病情选择最恰当的治疗方法尤为关键。可根据系统性红斑狼疮病势分为急性期和稳定期，急性期中医症候以热毒炽盛证多见，以起病急骤、高热不退、血热妄行、面部红斑、关节疼痛、口渴喜冷饮、目赤齿衄、舌红苔黄、脉滑数或洪数为主要表现。此期病势凶险，严重损害脏腑功能，甚者可侵犯髓海，危及患者生命，此时应以西医治疗为主，以中药治疗为辅。借助糖皮质激素、免疫抑制剂等药物的起效快、药效强等特点，及时、足量使用以迅速控制病情，保护患者脏腑功能。同时配伍具有清热解毒、凉血活血功效的中药，协同西医治疗，以进一步增强疗效，改善患者的中医症候。

系统性红斑狼疮稳定期的中医症候常表现为兼证夹杂，此时的治疗是延缓疾病发展、改善患者生存质量的重要阶段。急性期大量使用糖皮质激素、免疫抑制剂等药物导致"药毒"蓄积体内，容易导致骨质疏松、高血压、高脂血症等诸多副作用。因此稳定期的治疗应以控制病情、减少糖皮质激素及免疫抑制剂等药物的使用量和减轻药物副作用为主要目标。此时应以中医治疗为主，西药治疗为辅。着重以中药治疗控制病情，逐渐减少糖皮质激素、免疫抑制剂等药物使用量。此时中药治疗不仅可以进一步巩固疗效，有利于糖皮质激素、免疫抑制剂等药物的撤减，更能减轻糖皮质激素、免疫抑制剂等药物对机体的损害。

系统性红斑狼疮患者需长期服用激素以控制病情，苏晓认为糖皮质激素造成的临床表现属"阳"的范畴，而系统性红斑狼疮患者长期使用糖皮质激素以控制病情的特点可能会导致体内阴阳失调，"阳盛则阴损"，故在系统性红斑狼疮患者病程中阴虚证候愈发多见，长期使用糖皮质激素同样可能是导致阴虚证贯穿系统性红斑狼疮病程始终的重要原因。因此从阴虚为本，结合不同治则治疗系统性红斑狼疮是解决长期困扰系统性红斑狼疮诊疗中药物副作用多、患者生活质量差等问题的有效方法。

二、类风湿关节炎属虚实夹杂之证

类风湿关节炎（rheumatoid arthritis，RA）是风湿性疾病中最常见的疑难病，是一种以关节的慢性、对称性、外周多关节持续性滑膜炎症为主要表现的全身性自身免疫性疾病,其基本病理表现为滑膜炎和血管炎,属中医学"痹"之范畴。全国名老中医焦树德先生在 1981 年 12 月召开的"中华全国中医学会内科学会成立暨首届学术交流会"上提出的新病名——"尪痹","尪"与"㫺""尫"通用,字意指足跛不能行,胫曲不能伸,身体羸弱的废疾,突出本病病情复杂、病程长、致残率高的特点。

"肝肾亏虚、复感痹邪"乃尪痹的根本病机,主要表现在三个方面:① 合邪致痹。历代医家对痹之病因都强调风寒湿三邪为主,正如《素问·痹论》有云:"痹之安生? 岐伯对曰:风寒湿三气杂至,合而为痹也。"苏晓认为,"痹"病之因不唯外实,亦有内虚,风寒湿邪入侵是痹发生的外在条件,正气不足是痹产生的内在根据,内虚外感方可致痹,正所谓"邪之所凑,其气必虚"。② 肝肾亏虚为本。先天不足、后天失养、劳累过极、房劳过度、产后失血等均可致肾虚。肾主骨,肝主筋,肝肾同源,共养筋骨,当肾虚真气虚弱不能涵养肝木时,则筋骨失养,关节变形,形成"尪痹"。另外,久痹不已,亦会内舍肝肾。痹病日久者,迁延不愈,则进一步影响脏腑气机,导致内脏虚损、耗伤精血。肝主筋、肾主骨,邪入肝肾则筋骨枯萎。③ 感受寒湿为标。季节气候异常、居住环境不当或调摄不慎均可导致痹邪入侵。对尪痹而言,风寒湿三邪之中,应以寒湿二邪感受为重。其原因主要是,一方面,寒与肾气相应,寒邪入肾。"所谓痹者,各以其时,重感风寒湿之气也。"肾旺于冬,冬天寒冷,感受风寒湿三邪时,肾当先应之,因此寒邪伤肾至骨,致肢体沉重,瘦削疼痛。另一方面,湿邪致病,病程较长或反复发作,符合尪痹病证的特点。湿乃黏滞有形之邪,常夹带无形之寒湿二邪,故风寒湿三邪之中,应以湿为重。《辨证录》有云:"风寒湿合而成痹,其内最多者湿也。湿在经络、肠胃之间,最难分化,逐其湿则风寒正不必治而自散。"我们在临床中亦发现,长期工作或生活在潮湿的环境中,均可使湿邪侵入人体,诱发尪痹。《症因脉治·湿痹》曰:"或冲风冒雨,湿留肌肉,内传经脉,或雨湿之年,起居不慎,而湿之症作矣。"可见风寒湿三邪之中,应以湿邪为重。

因此,苏晓认为,尪痹多由肝肾亏虚日久,复感寒湿之邪重,筋骨失养,肢节痹阻,肝肾亏虚为本,寒湿痹阻为标,属本虚标实之证。据此确定以补益肝肾、散寒除痹为治疗大法,结合中医基础与现代药理学理论,拟定"补肾通络方"(淫羊藿、杜仲、金雀根、五加皮、岗稔根、威灵仙)作为治疗类风湿关节炎的基本方剂。药理学实验证实,补肾通络方各单味中药既有补益肝肾、调节免疫的作用,又有通络消炎止痛的功效。前期研究显示补肾通络方联合甲氨蝶呤治疗寒湿痹阻型活动期类风湿关节炎疗效显著,起效快,毒副反应少,不良反应发生率低。

三、虚、火、瘀致燥痹

苏晓讲究辨证求因,通过临床观察,收集、分析疾病的表现、舌脉来推求病因。《素问·宣明五气》云:"邪入于阴则痹。"《证治准绳·杂病》曰:"阴中伏火,日渐煎熬,血液衰耗,使燥热转为诸病,在外则皮肤皲裂,在上则咽鼻生干,在中则水液痕少而烦渴,在下则肠胃枯涸,津不润而便难。"结合燥痹患者舌象以红舌、绛舌及镜面舌为多,属典型阴虚津枯之象,故而提出阴虚致燥。素体阴虚之人,或久病失养失治,导致阴虚生热化火,灼伤津液,燥自内生,或复感六淫之邪,入里化热而致阴虚生内热,热极化火,耗伤津液,津液亏虚则使阴虚更甚,互为因果,使阴更虚津益亏,津亏则燥。可见阴虚、火旺、血瘀三者互为因果,循环无端,三者致燥,环环相扣,密不可分。阴虚火旺,热伤阴津,津亏血瘀,阴血亏耗,津液枯涸,周身失于敷布润泽,清窍失养,脏腑组织失运、失荣,病久经脉不通则瘀滞,累及皮肤黏膜、肌肉、关节,深至脏腑而成燥痹。总结燥痹的病因病机为:阴虚火旺,烧灼津液,津伤化燥,津亏之体易感外燥,加剧内燥,内外合病。故而阴虚火旺是其根本,因虚而瘀、因热而瘀是发生本病的关键所在,概括为虚、火、瘀。提出肝肾不足,阴虚生火,火劫伤津,而致血瘀津亏、燥热成毒是本病的主要病因病机。其病位在口、咽、眼等清窍,也可累及全身,与肺、脾、肝、肾关系密切,属本虚标实之证。

苏晓以清热养阴为主配合活血生津加减治疗干燥综合征(Sjögren's syndrome,SS),疗效好,且作用持久,耐受性好。不少患者经多年治疗,口干、眼干两大主症明显改善,甚至缓解。有些干燥综合征患者甚至出现了严重并发症——肾小管酸中毒,但经多年中药治疗,目前病情稳定。前期临床研究证实养阴活血生津方可有效缓解干燥综合征患者的临床症状,配合西药治疗,其疗效优于单纯西药治疗;可降低血清中免疫球蛋白水平,纠正高球蛋白血症,使体液免疫功能亢进得到一定抑制;同时有促进泪腺及唾液腺分泌的作用。苏晓在前期临床研究取得实效的基础上,为了进一步优化方案,仍在临床中不断完善组方,希望用更精炼的组方取得更好的疗效。将原来的组方优化为:生地黄、白茅根、白芍、五味子。组方继以养阴生津为治疗大法,重用生地黄,一般用到 30 g,保留酸甘生津的五味子,加用清热凉血、生津润燥功效更强的白茅根及功能柔肝养血、平肝敛阴的白芍。药理研究显示:白芍总苷能调节 T 淋巴细胞功能及体液免疫功能,增强巨噬细胞功能。新方组方更精炼,正在临床验证中。

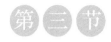

中西合璧，辨证结合药理

中药药理的研究对象是中药与机体之间的相互作用规律。此机体是有病的机体，有病在中医临床就要辨证论治，就要病证结合。中药与机体的相互作用，就是中药与病证之间的相互作用。因此，苏晓在选用中药时，除了辨证用药外，还寻求中药药理学的依据，以期获得事半功倍的效果。

以治疗干燥综合征的经验方养阴活血生津方为例。现代药理证实生地黄：① 能明显提高淋巴细胞 DNA 和蛋白质合成，对活性淋巴细胞的白细胞介素-2（IL-2）的产生有明显的增强作用，使低下的细胞免疫功能增强，能保护由于使用激素或免疫抑制剂引起免疫抑制的机体，其有效成分为多糖类。② 也有报道以生地黄为主的增液汤能使亢进的体液免疫下降，具有免疫抑制作用，其有效成分为甾醇类。再者，生地黄有扩张血管、减低毛细血管通透性，抑制血管内皮炎症作用；有抑制体温中枢，能较好降低体温的作用。现代药理研究表明，玄参的作用有：① 免疫调节作用，玄参与生地黄、麦冬同用的增液汤，具有调节免疫作用，既能增强细胞免疫功能，又能抑制体液免疫。② 降温和抗炎作用，玄参有降温、解毒作用，有抗炎作用，能降低毛细血管通透性，兴奋肾上腺皮质功能。可用于治疗干燥综合征引起的急慢性咽痛、扁桃体炎、血管炎及内热、口渴、舌红等。③ 尚有降压、降糖、保肝作用及抗血小板聚集、增强纤维蛋白溶解活性作用。两大主药生地黄、玄参既能调节免疫，又能促进腺体分泌。川芎、生蒲黄均有活血化瘀作用，使体内营血流畅，津液得以濡养口眼甚至全身。不但能改善泪腺、唾液腺血管炎，还能抑制免疫，从根本上控制病情，改善口干、眼干症状。"久病必瘀"，故不论从干燥综合征的病理基础来分析，还是从干燥综合征的"终身性"来考虑，活血通络法是适合干燥综合征的治疗方法。且川芎能行气活血，"气行则血行"，气血顺畅，口眼得养，主症消失。青葙子清热泻火明目。诸药配伍，共奏滋阴清热、凉血活血、生津润燥之效，一方面抑制免疫，一方面改善症状。临床上主要用于阴虚内热、瘀毒内盛型燥痹证。适用于咽干口燥，甚者以吞咽不畅、两腮肿胀、两目干涩、视物模糊为主要表现的燥痹。

类风湿关节炎患者临床多病情反复发作，关节疼痛不愈，中、后期可有关节变形,功能丧失。苏晓根据多年临床经验,结合本病发病特点及中药现代药理学研究成果,制订补肾通络方为基本方剂。方由淫羊藿、杜仲、续断、羌活、威灵仙、金雀根、岗稔根等组成。方中淫羊藿入肝、肾经,补肾壮阳、祛风除湿,药理研究发现其除具有消炎祛风湿功效外,还可提高内源性激素水平。杜仲、续断入肝肾二经,补肝肾、强筋骨,现代药理研究提示杜仲能提高巨噬细胞吞噬功能,对细胞免疫功能有双向调节作用。羌活解表散寒,祛风胜湿止痛,药理学研究发现羌活挥发油具有解热镇痛作用,可降低毛细血管通透性,减少炎性渗出,同时可增强大鼠关节炎模型的免疫功能,促进大鼠白细胞吞噬能力,提高外周血白细胞转化率;与金雀根、虎杖等免疫抑制作用的中药同用,可等同于非甾体抗炎药与甲氨蝶呤同用,效果虽不及西药快速,却无不良反应。威灵仙、岗稔根祛风湿,舒经通络止痛。金雀根活血通脉止痛。诸药合用,共奏补益肝肾、除痹通络之功。

本病除主症外,常并发多种兼症。苏晓对于兼症的治疗亦有独到心得:如伴有渗出性肺间质改变者,可加用葶苈子、白芥子,其能抑制毛细血管通透性,抑制炎性渗出,使浆膜、滑膜、肺泡壁血管炎性渗出减少并促使渗出液重吸收,且均有镇咳功效。《本草新编》记载白芥子具豁痰利气功效,"能祛皮里膜外之痰,有推墙倒壁之功"。伴有肺间质纤维化者,可加用金雀根、猫爪草、积雪草。金雀根具有免疫抑制作用,疗效等同于硫唑嘌呤,且另有抗炎作用;积雪草能抑制纤维组织增生。伴心肌损害者,可加用卫矛、葶苈子。卫矛具有强心苷及扩冠作用,与活血药合用,起到凉血化瘀的作用,可改善周围小血管的血流淤滞状态,促进血液流通。伴有心包积液者,可加用葶苈子、白芥子、桑白皮;下肢浮肿者,可加用冬瓜皮、玉米须、车前草;转氨酶升高者,可加用垂盆草、鸡骨草;有蛋白尿者,可加用山豆根、金雀根、猫爪草;肾功能减退者,可加用黄芪、莪术。黄芪对于肾脏,可降蛋白尿、抑制系膜增生、利尿,具有降尿素氮及肌酐的作用。莪术具有抗血栓、抗炎作用,可使肾血流量增加,尿量增多,利于降低血清肌酐。伴有高尿酸血症者,可加用土茯苓、车前子。伴有小血管炎者,可加用生地黄、牡丹皮、莪术、川芎。生地黄对免疫功能的调节作用表现在降低增加的免疫球蛋白和抗体,抑制体液免疫,但并不影响细胞免疫功能,或使细胞免疫功能缓慢增强,还能提高体内激素水平、抗血管炎、消除滑膜炎、抗关节炎等;牡丹皮具有抑制炎症、肿胀、渗出,抑制毛细血管通透性的作用;川芎具有抑制免疫及抑制纤维增生的作用。

创新是发展的动力,辨证结合药理的诊疗模式提出,将中医的"辨证论治"与现代药理"精准靶点"相结合,体现了"中医为体、西为中用、中西并重、有机结合"的理念。

第四节

"九气致病"，治病须从"情"论治

　　风湿性疾病的病因以及致病机制目前还没有完整、全面的理论可以解释，且尚无行之有效的根治手段，患者需要长期服药来控制疾病进展，药物的不良反应、高昂的治疗费用，以及关节疼痛、生活不能自理甚至残疾等，使患者生理健康受到威胁的同时也衍生出了心理问题，其中最常见的是确诊后的焦虑与抑郁。古人认为，人的情志活动与内脏有密切关系，因为情志活动必须以五脏精气作为物质基础。而外界各种刺激会令患者表现出不同的情志变化，这也是西医学中所谓的"应激肽"理论。

　　中医理论中，人的七情是由相应的五脏之气化生而来的。正气充足，七情则各得所愿。《素问·阴阳应象大论》曰："天有四时五行，以生长收藏，以生寒暑燥湿风。人有五脏化五气，以生喜怒悲忧恐。"《素问·阴阳应象大论》曰："肝在志为怒，心在志为喜，脾在志为思，肺在志为忧，肾在志为恐。"然任何事物皆有度，七情反应太过或不及，超越了人体生理和心理的适应和调节能力，损伤脏腑精气，导致功能失调，或人体正气虚弱，脏腑精气虚衰，对情志刺激的适应和调节能力低下，则可能引发或诱发疾病。《素问·举痛论》云："百病生于气也，怒则气上，喜则气缓，悲则气消，恐则气下，寒则气收，热则气泄，惊则气乱，劳则气耗，思则气结。"明确了因"怒、喜、悲、恐、寒、热、惊、劳、思"九种因素影响人体脏腑气机功能失调而致病的"九气致病"理论基础。

　　西医学亦佐证，正常的精神活动是有利于情绪宣泄的，无害于机体。但突然的、强烈的超出心理反应阈值的情志变化，会伤及精神系统。在中医看来，这样的变化极易引起脏腑气机升降出入异常。《灵枢·脉度》中说："气之不得无行也，如水之流，如日月之行不休。故阴脉荣其脏，阳脉荣其腑，如环之无端，莫如其纪，终而复始。其流溢之气内溉脏腑，外濡腠理。"表明了脏腑气机的升降出入运动如日升日落，周而复始，气机通畅则气血平，脏腑功能协调，病无所入。

　　痹亦如此，根据古代医籍记载，情志不畅是"痹"病的发病之因。《素问·至真要大论》言："阴阳之气，清静则生化治，动则苛疾起。"指出心理活动影响阴阳调和，痛证的疼痛程度与心理因素密切相关。汉代华佗《中藏经》载："气痹者，愁忧思喜怒过多……注于下，则腰脚重而不能行。"指出气痹是由于情志太过，气血失司，久郁或成痰瘀，下注关节，导致腰脚疼痛。宋代许叔微《普济本事方》有云："悲哀烦恼伤肝气，至两胁疼痛，筋脉紧急，腰脚重滞，两股筋急，两胁牵痛，四肢不能举。"阐明了悲伤情绪对人体的影响，肝经拘急，气滞痰瘀，不通则痛。明代龚信所撰《古今医鉴》言："郁火邪气……是故外邪得以乘虚而凑袭……诸般气痛，朝辍暮作而为胶固之疾……为周身刺痛……诸般气痛。"迨至清代，罗美在《内经博议》中进一步明确两者联系："凡七情过用，则亦能伤脏气而为痹。不必三气入舍于其合也……盖七情过用，而淫气能聚而为痹，以躁则消阴故也。"他认为，痹病发生，并非仅感于六淫外邪，情志过用亦是其主要因素。《临证指南医案》谓："此劳怒动肝，令阳气不交于阴，阳维阳跷二脉无血营养，内风烁筋，跗臁痹痛，暮夜为甚者，厥阴旺时也。"巩固并发扬了情志过用致脉络失养、血统失司，筋脉拘急，而成痹痛的学术观点。

由于风湿病病程迁延反复，常呈多系统受累，如肾脏、心脏、肝脏、肺脏等。一旦确诊便将终身为伴，现代关于风湿病有"不死癌症"的说法，给患者带来巨大的心理负担，"郁痹共病"频发，严重影响患者的预后，也是现代风湿科临床医生面临的一个棘手问题。基于以上病机的判断，苏晓认为，"痹"病的临床治疗中需见微知著，切不可忽略患者情绪表达。她主张在祛风湿除痹病的基础上，兼顾疏肝理气，调理情志，以应对情志失调、气机紊乱所导致的神志失常，常以百合地黄汤、逍遥丸、甘麦大枣汤等疏肝解郁之经典方剂合用，从而达到"治痹兼治情"的效果。

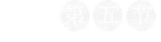

审因探"瘀"，治痹必先治瘀

"症""位"是疾病之果，"因"则是疾病之源。病因不祛，源头不断，疾病难愈。"痹"病是由于内虚外邪内外病因共同作用于人体，引起气血津液失调。随着对风湿病的认识愈发深入，越来越多的医家认为"瘀"既是该病的主要病因，也是贯穿疾病始终并导致病情加重的重要病机。诸多因素中"瘀"是关键，可因瘀致病，亦可因病致瘀。

"瘀"在痹的发生发展过程中有着重要作用。《圣济总录·诸痹门》云："阳为气,阴为血,气为卫,血为荣,气卫血荣,通贯一身,周而复会,如环无端,岂郁闭而不流哉!夫惟动静居处,失其常,邪气乘间,曾不知觉。此风寒湿三气,所以杂至合而为痹……阳多者,行流散徙而靡常;阴多者,凝泣滞碍而有着。"《说文解字》曰:"靡,披靡也。""靡常"指无常,没有一定的规律。气血原本周行全身,循而往复,因生活起居失调,风寒湿邪乘虚而入,寒湿为阴邪,感受寒湿为多则阴寒凝滞,病变多表现为气血瘀滞。风为阳邪,善行数变,感受风邪,则气血运行失常无规可循,但气血不通是其主要症结所在。瘀血不散,血不归经,进一步损伤脉络,而造成病情反复不愈。

扶正祛邪治痹的同时应兼顾"祛瘀"。《灵枢·寿夭刚柔》言"久痹不去身者,视其血络,尽出其血",指出瘀血久居,可刺络放血,祛瘀生新,则痹除也。《医林改错·痹症有瘀血说》云"明知受风寒,用温热发散药不愈;明知有湿热,用利湿降火药无功;久而肌肉消瘦,议论阴亏,随用滋阴药又不效",这是为何?王清任认为关键是时医忽略了瘀血这个要素,"因不思风寒湿热入皮肤何处作痛,入于气管,痛必流走;入于血管,痛不移处。如论虚弱是因病致虚,非因虚而致病。总滋阴,外受之邪归于何处?总逐风寒,去湿热,已凝之血,更不能活。如水遇风寒,凝结成冰,冰成风寒已散。"清代林珮琴在《类证治裁·痹证》有言:"诸痹……良由营卫先虚,腠理不密,风寒湿乘虚内袭,正气为邪气所阻,不能宣行,因而留滞,气血凝涩,久而成痹。"

痹者,皆为久病,久病入络,瘀血的病理变化贯穿"痹"病整个发展过程,既是病理产物,又可作为致病因素作用于人体,导致疾病发生。瘀血阻滞气机,痹阻关节,导致关节肿胀疼痛,血瘀日久则筋脉、骨骼失于濡养,引起骨质破坏和关节功能障碍。现对近年来中医各家以"瘀"为本,结合辨证论治,以祛风、散寒、清热、化痰、补肾等不同治则从瘀论治痹证。苏晓治痹,活血化瘀必隐于方中,不可或缺。苏晓认为,现在中医不必拘泥于古,大可充分利用现代的检验学为中医所用,此为现代中医学的与时俱进。利用现代检验学为中医所辅助,是苏晓的诊疗特色之一,苏晓认为,中医的致病病机可以用科学来解释,而并不是毫无根据。现代研究表明,系统性红斑狼疮患者的血液流变学指标中全血黏度(高切、低切)、血浆黏度、红细胞比容、红细胞电泳时间及红细胞沉降率均比正常人高,表明系统性红斑狼疮患者体内血液存在浓、黏、凝聚状态,甲襞微循环表现为异形管襻增多、流速减慢、红细胞聚集、乳头下静脉丛增多、渗出及出血等微循环明显障碍,证实了系统性红斑狼疮血瘀证候的微观特征。此外,研究还显示系统性红斑狼疮活动期患者血浆血栓素 B2(TXB2)、红细胞流动系数、血小板聚集及凝血因子Ⅷ相关抗原(ⅧR：Ag)异常升高,提示 TXB2 的合成释放增加,促进血小板聚集和血管收缩作用增强,血管炎症导致血管内皮细胞损伤,ⅧR：Ag 增加,血液呈现高凝状态,血栓形成,即瘀血的形成。从瘀论治痹病既是古代医家的探索总结,也是现代医学有据可寻的病因治疗。

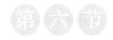

乙癸同源,异病同治补肝肾

"乙癸同源"即肝肾同源,在天干配属五行之法中,肝如草木初生,枝条柔韧弯曲,属乙木;肾如大地闭藏,孕育万物,属癸水。"乙癸同源"理论的哲学思想起源于《易经》,医学基础发展于《内经》,理论体系形成出自明代的《医宗必读》,李中梓(明代)根据脏腑与天干相对应的原则,提出"肾应北方壬癸,肝应东方甲乙,泽也海也,无非水也,无非下也,故曰乙癸同源"。《素问·阴阳应象大论》云:"肾生骨髓,髓生肝。"指出肝肾的结构和功能虽有差异,但其起源相同,生理病理密切相关。明代李中梓进一步发展了这一理论,提出"乙癸同源、肾肝同治"的治法,肝与肾关系密切,《医宗必读》曰:"古称乙癸同源、肝肾同治……东方之木,无虚不可补,补肾之所以补肝。北方之水,无实不可泻,泻肝之所以泻肾……故曰肝肾同治。"

1. **肝主筋,肾主骨,肝肾同治强筋骨**　肝主筋,肾主骨。骨的生长发育依靠肾中精气充足、骨髓充盈,筋的生长发育要靠肝阴(血)的滋养。中医认为,"痹"的本质为肝肾亏虚,复感寒湿之邪,肢节痹阻,则出现肢体关节疼痛、麻木、重着;又或者痹日久,肝肾亏虚,筋骨失于濡养则见四肢痿废。苏晓认为,本病与肝肾关系密切,因此从肝肾入手,采取肝肾同治法,以滋肾补肝柔肝为大法,而达到强筋骨、畅情志的目的。常以续断、杜仲、狗脊、牛膝、桑寄生、独活、淫羊藿以补肝肾、强筋骨,调补元阴元阳,白芍、郁金以疏肝理气,柔肝补肝。寓疏于补,肝肾同治,既符合肝肾同源的医理,又暗含滋水涵木契机。

2. **肝藏血,肾藏精,滋水涵木疗痹优**　肝肾同属阴脏,肝为阴中之阳,肾为阴中之阴。中医以脏腑五行之间互相克化的关系阐明人体各脏腑组织之间生理病理的联系,"水能生木"表示水涵则木荣、肾水滋生肝木之意,即肾为肝之母、肝为肾之子。肝藏血、肾藏精。精之源为血,血之泉为精,肝肾之阴相互滋养,精血同源。肾阴可滋养、濡润肝阴，肾阴亏虚而不能滋养肝阴，吴鞠通曰："少阴藏精，厥阴必待少阴精足而后能生。""肝体阴而用阳"，其体属阴，阴血易虚，血亏无以化精，亦可导致肾阴不足。肝肾两脏不仅在生理方面，而且在病理方面均有着密不可分的联系，互为影响，盛则同盛，衰则同衰，两者的互化互生贯穿整个生命活动过程。

《临证指南医案》痹篇记载："风则阳受之，痹则阴受之。"苏晓认为，痹乃先天禀赋不足，肝肾亏虚为本。若肝之阴血不足时，津液渗注于脉中而不足，可致血脉空虚、津亏血燥，孔窍、皮肤、骨节、脏腑、肌肉等失于濡养，则出现口干目涩、爪甲枯脆、筋脉拘急甚至肢体麻木痿软不用、腰膝酸软、五心烦热、舌红少津等；肝开窍于目，在液为泪，肾开窍于耳及二阴，在液为唾，肝肾阴虚而津亏液竭，故出现以口目及二阴干涩为突出的表现。苏晓临证常以生地黄、当归、赤芍、山茱萸、山药、鸡血藤、牛膝、杜仲、桑寄生、醋龟甲、南北沙参、麦冬、五味子等滋肾益精，养血柔肝，常在数剂后见效颇丰。

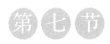

从虚论治，养阴亦可扶正

《素问·痹论》有云"风寒湿三气杂至，合而为痹"，奠定了外邪致痹的基础。然不可忽略内虚致病，西医学强调内平衡紊乱是风湿病发生的重要因素，《内经》亦提到正虚在"痹"中的重要作用。如《灵枢·五变》云"粗理而肉不坚者，善病痹"，《素问·痹论》曰"逆其气则病，从其气则愈"。分别从正虚和营卫角度分析了人体之痹病形成的内因。后世医家们在继承《内经》三邪致痹基础上，进一步发展正气虚弱在痹发病环节中的重要地位。如《诸病源候论》云："痹者，风寒湿三气杂至，合而成痹……由人体虚，腠理开，故受风邪也。"《太平圣惠方》曰："今肾虚受于风寒湿气，留滞于经络，故令腰脚冷痹疼痛也。"《严氏济生方》谓："风寒湿三气杂至，合而为痹。皆因体虚腠理空疏，受风寒湿气而成痹也。"《景岳全书·风痹》云："历节风痛，是气血本虚；或因饮酒，腠理开，汗出当风所致；或因劳倦调护不谨，以致三气之邪遍历关节与气血相搏而疼痛非常。"从先秦两汉至明清，诸多医家发扬继承又继续创新探索，不断确立了痹病"体虚""本虚"的内在因素，为中医从虚辨治痹病打下基础。

《素问·评热病论》曰："邪之所凑，其气必虚。"病程迁延，日久风寒湿热之邪稽留于人体关节、经络，经久不去，耗伤气血阴阳，此时邪未尽而正气已伤；邪气留于体内，日久化热，耗伤人体气血津液，则为阴虚；邪气阻于关节肌肉，影响气之运行，气行不畅，导致气的生成功能障碍，易致气虚。气虚则无力托邪外出，气虚则无以推动血行以致血瘀。风寒湿致痹，反复发作，或渐进发展，由于经络长期为邪气所阻，营卫不行，湿聚为痰，络脉瘀阻，痰瘀互结，多为正虚邪实；久病入深，气血亏耗，肝肾虚损，筋骨失养，遂为正虚邪恋之证，以正虚为主。因此，体虚是本证重要的内在因素。所以在临证时要师古而不泥古，掌握病机是虚而转化。

临床发现，风湿性疾病患者病证后期，往往会伴有乏力、汗出、精神萎靡、头晕耳鸣、脉虚弱无力或微细等气虚表现。苏晓通过临床实践发现，在养阴为先的治则上，根据患者气虚表现佐以益气之法，补气养阴并进，往往能取得良好的疗效。正如王清任在其所创身痛逐瘀汤中提到"若虚弱，量加黄芪一二两"，益气扶正，益气活血，气行则风寒湿无可藏之数。

从虚论治，固其根本。苏晓在长期的临床实践中对风湿性疾病之虚有着深刻的临床体验和治疗经验。《内经》云"肝主筋""肾主骨"，筋骨依赖肝血肾精的滋养。肝肾精血亏虚，致筋骨失养，复感风寒湿之邪，致痹病迁延不愈。此谓"不荣则痛"。苏晓认为，"痹"以肝肾亏虚为本，肾乃真阴真阳所在，他脏之阴阳有赖于先天阴阳之滋养，肾脏亏虚可使其他脏腑之阴阳失衡，其中又以肾阴亏虚最为多见。张景岳言："无论阴阳，凡病至极，皆所必至，总由真阴之败耳。""虚邪之至，害必伤阴。"故治痹宜养阴为先，常用药物包括地黄、芍药、五味子、石斛等。若泥于古法"实则泻之"，采用通络祛风之剂往往鲜有效果，概多由于忽视扶正。故无论痹病之初起或日久，均需治以适宜扶正培本药物。

总而言之，风湿病病机复杂，以肝肾亏虚为本，当以养阴为先；然痹证日久可损伤人体气血津液，后期多耗气伤津，辨治过程中需进一步明确，随证治之，养阴同时亦可扶正，气血宣通则诸痹自消。

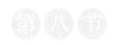

阴平阳秘，平衡方得始终

《素问·生气通天论》有云："阴平阳秘，精神乃治，阴阳离决，精气乃绝。"《素问·阴阳应象大论》中记载:"阴静,阳躁……阳杀,阴藏。阳化气,阴成形……阴胜则阳病,阳胜则阴病。"生命和平,贵在阴阳平衡。苏晓认为,阴阳失调乃风湿病的重要病机。"逆其气则病,从其气则愈,不与风寒湿气合,故不为痹"。正虚是痹的内在根本,而正气之充沛、抗病之强,皆有赖于体内阴阳的协调平衡。结合历代医家之见解可归纳为阴阳平衡,则万物生、长、收、藏;若阴阳失衡,则万物消亡、肃杀。只有脏腑阴阳平衡协调,正气方可充沛,功能方能正常,使外邪不能入侵,内邪不可自生,人体才能维持有序而稳定的生命活动。《素问·调经论》曰:"阴阳匀平,以充其形,九候若一,命曰平人。"人体脏腑阴阳若出现偏胜、偏衰、平衡失调,导致机体功能减退,正虚不能抗邪,就会导致疾病的发生。《素问·调经论》曰:"血气以并,病形以成,阴阳相倾。"风湿病病程冗长,病情复杂,加之体质、气候、病因、生活习惯等诸多因素,导致其演变进程由表入里、由轻转重、由腑传脏、由实至虚的动态发展,"阴阳失调"是其关键所在。疾病发生时,机体内的阴阳动态会出现失衡,而这提醒我们,阳虚与阴虚往往是密不可分的,阳虚的同时会出现阴虚,阴虚的同时会出现阳虚,此谓"阴阳离决";前面我们就提到了,在痹病发生时,往往伴随着肾阳虚衰。阳损及阴,阴损及阳,当肾中阴阳俱虚时,虽然阴阳之间仍有微弱的动态平衡,但阴阳互相消耗,最终走向灭亡、离决。此时应该重视温补肾阴,阴阳并补,缓解"阴阳离决",故在防治痹病时,要注重扶阳与滋阴并重,使机体重回"阴平阳秘"的平衡状态。故苏晓认为,辨治风湿病须遵"谨察阴阳所在而调之,以平为期"之旨,治疗时需明辨阴阳之盛衰,而后调整阴阳使之平衡,达到"阴平阳秘,精神乃治"的状态。

苏晓善于利用药物之性以偏纠偏,她认为,痹之三因责之"风""寒""湿",然寒湿本为阴邪,风邪其性善行而数变,可依寒湿之气从化为阴,故痹以阴证居多。正如张介宾所言"痹本阴邪"。故在治疗时,常以桂枝、细辛等辛热温阳以助散寒。与此同时,由于病程日久,大多风湿病兼有渐次化热伤阴之证,内有阴邪,外见口干、局部皮肤发红或感觉发热等症,故常佐以芍药、赤芍、牡丹皮之类,以制约其热,在同一方中寒温配伍,巧妙变通。不仅如此,风湿病病程反复迁延,易导致脏腑功能失调,气血津液生化不足,出现阴虚证,然久病则阴损及阳,致阴阳两虚,往往会表现出阴阳气血不足的表现,苏晓会结合患者舌脉明辨阴阳;阴虚者常用南北沙参、麦冬、百合调补肺阴,熟地黄、山茱萸、墨旱莲、女贞子、枸杞子滋养肾阴;阳虚者常用淫羊藿、肉苁蓉、补骨脂、菟丝子等温补肾阳;气虚者常以党参、白术、山药、薏苡仁等益气健脾;血虚者常以当归、芍药、阿胶、大枣等滋养阴血。通过调补阴阳气血之盛衰,达到平衡阴阳、扶助正气、祛邪外出。

风湿病病机复杂,病程较长,在疾病发生发展过程中,气血阴阳可能随时会发生改变,治疗时需注意明辨阴阳变化,未病防治,厘清寒热属性,判断虚实传变,根据病情变化及时调整治法,从而达到燮理阴阳平衡、扶正祛邪的治疗目的。

第三章

心得集锦篇

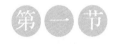

常见病种诊治经验

一、分型论治蝶疮流注

系统性红斑狼疮是自身免疫介导的,以免疫性炎症为突出表现的弥漫性结缔组织病。病因目前尚不清楚,可能与家族遗传、紫外线照射、体内雌激素水平、某些药物、食物及感染等有关。在鼻梁和双颧颊部呈蝶形分布的红斑是系统性红斑狼疮特征性的改变。中国古代没有"红斑狼疮"这一病名,因其特征性皮损,故中医学归属于"蝶疮流注"范畴。

上海市名中医沈丕安自 1983 年率我科钻研中医药治疗系统性红斑狼疮 30 余年。在《内经》"邪入于阴则痹"以及丹溪"阳常有余,阴常不足"理论基础上,率先提出系统性红斑狼疮以"虚"立论,阴虚为主,水不养火,肾火易动,内火升浮燔灼,耗伤阴血。阴虚血热,瘀热痹阻,血脉瘀滞,经脉不舒。苏晓承沈丕安之法,又有所创见,结合临床实践,系统梳理归纳了系统性红斑狼疮的中医常见证型,并提出分型论治蝶疮流注。

(一) 病因病机

1. 真阴本亏 本病多属先天素体禀赋不足,阴阳失调,肾阴本亏。据上海市中医医院 1987 年和 1993 年两次总结系统性红斑狼疮住院病例 60 例和 82 例,合计 142 例。其中阴虚内热 86 例,占 60.56%;脾肾两虚 6 例,占 4.23%;气阴两虚 9 例,占 6.43%;气营热盛 29 例,占 20.42%;瘀热积饮 12 例,占 8.45%;142 例中虚证有 101 例,占 71.13%。当气营热盛和瘀热积饮等证候的高热、积液、血管炎等消退后,即由急性发作期转为慢性阶段时,其临床表现随之向阴虚内热转化。因此,所有的慢性病例全部是虚证,而且阴虚占了大多数,约 90%,气阴两虚、脾肾两虚等约 10%。142 例中,虚火者 86 例,实火者 41 例,有火者 127 例(89.44%)。当急性转为慢性时,实火亦随之转为虚火,所以有 90% 的慢性病例为阴虚内热证候。

2. 外感六淫 外感六淫之邪,常使狼疮引发或加重。风、暑、燥、火为阳邪,阳热亢盛,消灼阴液。邪入于阴则痹,痹阻先在阴分。内有真阴不足,外有六淫化火,外火引动内火。狼疮发作,或壮热,或虚热,外能伤肤损络,内传损及营血、脏腑和三焦,病情渐深渐重。

3. **瘀血阻络** 血热则瘀,血寒则凝。不论真阴不足,水亏火旺,还是外感六淫,郁而化热。血与热结而成瘀热。故本病瘀热为多,瘀寒为少。急性发作期、慢性活动期患者大多有火旺内热之象,其瘀亦必为血热,约有90%。至后期脾肾两虚者可有瘀寒的表现。

4. **经络痹阻** 经脉痹阻,气血运行不畅而血脉瘀滞,阴阳失调,脏腑痹阻而成五脏之痹、六腑之痹,久则五脏虚损,六腑为患。

5. **三焦阻塞**

(1)气火通行失调:三焦阻塞,气血运行不畅,营卫失调。三焦气化失司,气血营卫流行受阻,肝肾三焦阴火内盛,内不能和润五脏,洒陈六腑,外不能通利肢节,濡养肌肤所致。

(2)水液运行失调:三焦损伤,水道阻塞,水液不能运行气化。

总之,本病的基本病因病机为素体虚弱,真阴不足,瘀热内盛,痹阻脉络,外侵肌肤,内损脏腑,常由外感、劳累、情志、损伤、阳光、产后所引发。病位在经络血脉,以三焦为主,与心、脾、肾密切相关,可及心、肝、肺、脑、皮肤、肌肉、关节、营血,遍及全身多个部位和脏腑。

本病的性质是本虚标实,肾阴虚为本,晚期则五脏与气血阴阳俱虚。郁热、火旺、风湿、瘀滞、积饮、水湿为标。

本病初起在表,四肢脉络痹阻,先表后里,由表入里,由四肢脉络入内而损及脏腑脉络,再损脏腑。在内先在上焦由上而下,渐至中焦再及下焦,由轻渐重,由浅渐深,在表在上较为轻浅,在里在下较为深重,若表里上下多脏腑同病,当为重症,如再由下而上弥漫三焦,五脏六腑俱虚,上入巅脑最为危重。

(二)中医治疗

1. **热毒炽盛**

[症状]起病急骤,高热持续不退,面部红斑,手足红斑,皮疹,关节肌肉疼痛,口腔溃疡,咽干口渴喜冷饮,目赤齿衄,舌红绛,苔薄或薄白、薄黄,脉滑数或洪数。

本证为系统性红斑狼疮急性发作常见的临床证型,或激素撤减不当引起反跳。

[治法]清热凉血,解毒化瘀。

[方药] 三石汤或风湿免疫一号合清营汤加减。

[组成] 生石膏(先煎)30 g,寒水石(先煎)30 g,滑石(先煎)30 g,鸭跖草30 g,生地黄30 g,玄参30 g,金银花15 g,黄芩30 g,知母12 g,生薏苡仁30 g,牡丹皮15 g,赤芍15 g。

[加减] 高热不退,可加羚羊角粉(冲服)0.6 g或紫雪散(冲服)1支。

[分析]

(1) 系统性红斑狼疮发热常由外感诱发,在发热之初,常不易鉴别是外感还是内伤发热,必须密切观察临床症状、体征,并配合实验室和特殊检查来鉴别。

(2) 狼疮发热为虚热和血热,而非热毒,治疗重在补虚退热、养阴清热、清热凉血,整方重在清热,不在解毒。重用石膏清热,用寒水石和滑石加强石膏的清热之力,但考虑到苦寒药败胃,方中需配有一定比例的健脾和胃药,且中病即止,以免伤胃。

(3) 反复慢性顽固的狼疮发热,以内伤发热来辨证治疗,以重用生地黄、生石膏为主,或再加用地骨皮。急性发热,排除外感发热者,考虑免疫性发热,采用清气清营、解毒化瘀的方法。一方面实热虚热同清,需重用生石膏、知母,加地骨皮、青蒿、牡丹皮清热凉血,另一方面需结合扶正滋阴的方法,重用生地黄、玄参,标本兼治。清瘀重用生地黄,结合牡丹皮、赤芍凉血清瘀退斑。

(4) 对于病程短、系统受累少,未曾用过皮质激素的患者,此法较敏感。但对于伴有多系统或重要脏器受累的,曾用过大量激素或撤减激素反跳的患者,中药治疗缓不救急,需中西药联合治疗。

2. 阴虚内热

[症状] 长期低热或自觉内热、手足心热,面部蝶形红斑,光敏感;或面红充血或暗红斑点皮疹,口渴多饮并喜冷饮;时有咽干咽痛,关节疼痛,心烦急躁,少寐不眠。舌质红苔少或薄黄,脉细数或濡数。

本证多见于系统性红斑狼疮早期、慢性活动期及服用糖皮质激素后,病情尚未控制,是系统性红斑狼疮的常见证型。

[治法] 养阴清热,凉血活血。

[方药] 玉女煎或风湿免疫一号合自拟红斑汤。

[组成] 生地黄30 g,生石膏(先煎)30 g,玄参30 g,黄芩30 g,忍冬藤30 g,生薏苡仁30 g,知母12 g,羊蹄根30 g,绿豆衣15 g,生甘草3 g,陈皮6 g,大枣5枚。

[加减] 低热不退,加青蒿、地骨皮;红斑不退,加水牛角、牡丹皮;口渴欲饮,加沙参、麦冬。

［分析］

(1) 根据《内经》所云"邪入于阴则痹",及丹溪"阳常有余,阴常不足"理论,本科率先提出痹证"当以虚立论",以阴虚为主。临床观察系统性红斑狼疮患者中最多见的是阴虚内热型,据统计,有70%左右,另有约20%急性发作经控制后也转化为阴虚内热型,故本型约占90%。治疗上确定了以"养阴清热"为治疗慢性系统性红斑狼疮的第一大法,制定了红斑汤及其制剂。

(2) 本方以玉女煎、增液汤为基础,生地黄、生石膏、黄芩、忍冬藤为核心药物,生地黄、生石膏为君药。生地黄是养阴清热凉血的传统药物。现代药理研究,生地黄含有多糖和糖苷,具有调节免疫功能的作用,既能提高低下的细胞免疫,又能抑制亢进的体液免疫;生地黄还能抑制血管炎和关节炎症,从而治疗系统性红斑狼疮。

玄参、知母、生薏苡仁均含有多糖,能增强生地黄的功效。

(3) 本方黄芩、忍冬藤为臣药。黄芩具有抗过敏、抗变态反应作用,忍冬藤具有抗风湿、解除肌肉酸痛的作用,二药合用具有清热解毒、祛风通络功效,是治疗风湿病的重要药物,疗效明确,性能平和,无不良反应。

3. 瘀热痹阻

［症状］手足瘀点斑斑,斑疹斑块暗红,双手变白变紫,口糜口疮,低热缠绵,关节疼痛,舌暗红,或有瘀斑瘀点,脉细弦。

本证多见于以手足血管炎、雷诺病、关节炎为主的慢性活动期患者。

［治法］清热凉血,活血化瘀。

［方药］四妙勇安汤或风湿免疫二号合红斑汤加减。

［组成］玄参30 g,金银花30 g,生地黄30 g,当归9 g,鬼箭羽30 g,槐花米15 g,生藕节15 g,水牛角(先煎)30 g,广郁金15 g,川牛膝12 g,生甘草3 g。

［加减］口疮不愈,加金雀根、败酱草、土茯苓;手足瘀斑加重,加川芎、牡丹皮、丹参;关节疼痛,加羌活。

［分析］

(1) 手足瘀点、瘀斑为免疫复合物的积聚,由小分子积聚为大分子而堵塞微小血管,使肢端供血不足,长期的缺血缺氧而出现溃疡坏死。治疗既要养阴清热以积极控制狼疮活动,又要活血祛瘀,标本兼治。其方法为:① 使用具有免疫调节的中药如生地黄、玄参、知母来抑制免疫,进而减少免疫复合物,改善血管炎。② 使用具有活血凉血的中药来扩张血管,改善微循环,改善末梢血供。

(2) 瘀滞有瘀热、瘀寒之分,据临床观察,系统性红斑狼疮瘀热多,瘀寒少。

活血化瘀宜选用性凉性平的中药。鬼箭羽性寒,活血祛瘀,具有扩张周围血管、改善微循环的作用。槐花米、生藕节、水牛角性均凉,有凉血止血,祛瘀生新功效,是治疗瘀点、瘀斑的常用药物,性平而效佳。槐花米含有丰富的芸香苷,能增强毛细血管抵抗力,改善血管壁脆性,用于改善瘀斑和出血倾向。

此型若无破溃,可结合中药熏洗浸泡改善局部症状。

4. 热郁积饮

[症状]胸闷、胸痛、心悸,内热或低热,咽干口渴。舌红苔薄白、厚腻均有脉滑细、细数、濡数也可有结代脉。

本证相当于系统性红斑狼疮引起的浆膜炎——心包积液、胸腔积液。

[治法]养阴清热,利水蠲饮。

[方药]玉女煎或风湿免疫一号合葶苈大枣泻肺汤加味。

[组成]生地黄30 g,生石膏(先煎)30 g,知母12 g,黄芩30 g,玉竹15 g,葶苈子(包煎)30 g,大枣5枚,白芥子12 g,生薏苡仁30 g,桑白皮12 g,猪苓12 g,茯苓12 g,广郁金15 g,枳壳15 g,甘草3 g。

[加减]低热不退,加青蒿、地骨皮;咽干口渴加玄参、麦冬、沙参;心悸加生龙骨、生牡蛎。

[分析]

(1)饮邪有寒饮和热饮之分,狼疮性心包炎、胸腔积液,从临床辨证来看,热饮多,寒饮少,治疗当以清法为主,辅以温和之品来护胃,或清法温法参合使用。

(2)葶苈子和白芥子同为十字花科植物,有效成分均为含硫苷。葶苈子含黑芥子苷,白芥子含白芥子苷,二药均能改善胸膜和心包膜之血管内皮通透性,抑制水液渗出,在改善血液循环的同时,将积液逐渐吸收,即化水蠲饮。二药不同点在于,葶苈子性甘寒,含有脂肪油,能润肠通便,一般无不良反应。白芥子性温,有伤阴动火之弊,剂量不宜过大,传统认为其"能去皮里膜外之痰,有推墙倒壁之功",临床上与葶苈子同用,以缓缓图之,对腹水、关节滑囊积液、颅内水肿和眼底水肿等亦有疗效。蠲饮还可与桑白皮、桂枝同用。用桂枝与生地黄反佐,有时能使蠲饮利水效果更佳。

5. 气阴两虚

[症状]狼疮经年不愈,面色不华,乏力,少寐,既怕冷又怕热,月经量多淋漓不尽,冬天有雷诺病,头发稀少易折。舌红苔薄净或中剥,脉细弱。

本证见于红细胞、血红蛋白、白细胞、血小板减少。

[治法]益气养阴,健脾生血。

［方药］生血汤加减。

［组成］生地黄 30 g,熟地黄 30 g,山茱萸 12 g,女贞子 15 g,枸杞子 12 g,制何首乌 15 g,黄芪 12 g,白术 12 g,茯苓 12 g,知母 12 g,黄芩 30 g,佛手 6 g,陈皮 6 g,甘草 3 g,大枣 5 枚。

［加减］白细胞减少,加鸡血藤、茜草、虎杖;血小板减少,加花生衣、阿胶;雷诺病,加丹参、牡丹皮、红花。

［分析］

(1) 血液细胞减少在狼疮活动期,常见的是自身抗体引起的破坏,临床上还有一部分与长期少量出血有关,也有些与使用某些抑制骨髓增生的药物有关,也有部分与肝脾大有关,临床上需完善各项检查,全面考虑,以便对症处理。

(2) 治疗上,控制狼疮活动可以减少破坏,同时要结合生血治疗。在选择生血药时要考虑到,益气健脾药黄芪、白术有升高白细胞计数的作用,养血药山茱萸、女贞子、制何首乌有益肾生血的作用,机制是能促进骨髓增生,加速造血。阿胶、当归、鹿角也有升高红细胞计数的作用,药性较温,如有阳虚畏寒情况,可选择应用。当归补血与其所含之叶酸和维生素 B_{12} 有关。

6. 瘀热损肾

［症状］泡沫尿,尿检中有蛋白和(或)红白细胞,伴有腰酸,面部有红斑,或面部升火头晕。舌红苔薄脉弦数、弦细、细数。

本证相当于狼疮性肾炎。

［治法］补肾养阴,活血利水。

［方药］自拟清肾汤或风湿免疫三号合红斑汤加减。

［组成］生地黄 30 g,炙龟甲 12 g,知母 15 g,生石膏(先煎)30 g,黄芩 30 g,落得打 30 g,接骨木 30 g,六月雪 30 g,猪苓、茯苓各 12 g,泽泻 12 g,杜仲 12 g,川续断 12 g,苦参 30 g,赤小豆 15 g,甘草 3 g,大枣 5 枚。

［加减］蛋白尿顽固不化,加金雀根、山豆根、生半夏;血尿反复,加大蓟、小蓟、生槐米、地榆炭;脓尿反复,加乌蔹莓、蒲公英。

［分析］

(1) 用清肾汤或风湿免疫三号合红斑汤治疗狼疮性肾炎除了控制狼疮活动外,机制在于:① 扩张和加快肾小球血管血流量。② 控制和清除血管内皮炎症。③ 抑制肾纤维化。④ 促进肾脏代偿。

(2) 临床以阴虚内热为多,用生地黄、炙龟甲、知母、生石膏清热凉血,清肾益肾。肾损害,初期为血管炎,随着病程的增长,纤维增生越来越明显,此时需加用一些促进活血凉血、促进肾血流、抑制纤维增生的中药。落得打含积雪草苷,有抑制纤维增生的作用,接骨木有扩张肾血管、改善肾血流的作用。六月雪有清热活血功效,民间单方用于治疗肾炎。苦参为免疫抑制药,长期使用对狼疮性肾炎和面部红斑有一定疗效。

7. 脾肾两虚

[症状]畏冷、面色苍白,或午后有烘热感,面部潮红,小便短少,下肢轻度水肿,神疲乏力,腰酸,舌淡红苔薄白腻,舌体或胖或瘦或有齿痕,脉弦细、弦滑、沉细。

本证见于慢性狼疮性肾炎、轻度氮质血症。

[治法]健脾滋肾,利水蠲饮。

[方药]自拟清肾汤或风湿免疫三号合蠲饮汤加减。

[组成]黄芪30 g,白术12 g,生地黄30 g,炙龟甲12 g,杜仲9 g,川续断12 g,菟丝子12 g,葶苈子(包煎)15 g,猪苓12 g,茯苓12 g,桑白皮15 g,泽泻12 g,落得打30 g,接骨木30 g,川牛膝12 g,甘草3 g,陈皮6 g,大枣5枚,黑大豆30 g,赤小豆15 g。

[加减]小便少、水肿明显,加玉米须、车前子;畏寒肢冷,加淫羊藿、巴戟天。

[分析]

(1)慢性狼疮性肾炎病情和体质的演变是一个缓慢的过程,由早中期的阴虚内热逐渐演变为气阴两虚,至中后期的脾肾两虚。这是一个病情逐渐加重,体质逐渐虚弱的过程,到后期演变为阴阳气血俱虚,脾肾精血亏损,并出现瘀滞、水湿、痰湿流通、排泄不畅的表现。治疗以扶正补虚为主。方中选用黄芪、白术、生地黄、炙龟甲益气健脾,补肾填精。阳虚明显者可加淫羊藿、巴戟天阴阳气血并补。补肾补虚药可以促进肾脏的代偿功能和肾上腺皮质功能,提高体内激素水平。

(2)氮质血症是肾功能衰退的表现,首先辨为虚证。尿素氮、肌酐增高是肾气虚弱、毒邪有余。治疗时要在补虚中排毒,排毒不可伤正,扶正以控制病情恶化,加快肾脏代偿,即标本兼治。排毒药宜选用药性缓和之品如葶苈子、猪苓、茯苓、桑白皮、泽泻、桃仁等,使毒从二便走。

8. 瘀热入脑

[症状]症见头痛头晕,耳鸣,听音不清,视物模糊,乏力,发热,甚至有神志异常。舌红,苔薄,脉弦细、沉细。

本证多见于狼疮脑损害之轻症,刚出现中枢神经临床表现,并且变化比较慢。如有重症脑损害,必须中西医结合抢救。

[治法]养阴清热,活血开窍。

[方药]清脑汤或风湿免疫一号、风湿免疫二号合红斑汤加减。

[组成]生地黄30 g,菊花12 g,枸杞子12 g,天麻9 g,白蒺藜15 g,川芎9 g,蔓荆子15 g,制龟甲12 g,生石膏(先煎)30 g,黄芩30 g,全蝎3 g,僵蚕15 g,半夏12 g,陈皮6 g,茯苓12 g,甘草3 g。

[加减]苔腻、头晕,加石菖蒲;记忆力减退,眩晕,加川芎、葛根。

[分析]狼疮慢性轻度脑损害多发生在狼疮活动期,一般是可以用中药治疗的。在养阴清热为主要原则的同时,可加用白蒺藜、天麻、川芎、蔓荆子平肝活血。白蒺藜性平,大剂量应用,对头痛头晕均有较好疗效,对血管性头痛、神经性头痛、系统性红斑狼疮脑损害均有效,与川芎、蔓荆子配伍,可增效,一般无不良反应。久服能加重狼疮患者光敏感,不宜久用。天麻为治疗头晕的常用中药,其有效成分为兰香醛、兰香醇,能改善脑电图中癫痫样放电进而抗癫痫发作。与白蒺藜配伍,对狼疮轻症脑损害头晕有效。全蝎、僵蚕可祛风止痉,改善头痛、头晕和抽搐。

二、"证""症"结合治尪痹

类风湿关节炎是一种病因不明的自身免疫性疾病,多见于女性,女性发病率是男性的2倍,患病率约为1%,我国的患病率为0.32%~0.5%。其主要表现为对称性、慢性、进行性多关节炎。关节滑膜的慢性炎症及血管翳的形成侵犯关节软骨、软骨下骨、韧带和肌腱等,造成关节软骨、骨和关节囊破坏,最终导致关节畸形和功能丧失。

类风湿关节炎按其发病特征属于中医学"痹病"范畴,《素问·痹论》中有"风寒湿三气杂至,合而为痹也"的记载,古籍中记载的"历节""骨痹""鹤膝风"等与其临床特点相呼应。焦树德提出"尪痹"作为本病的病名:尪,其意指足跛不能行,胫曲不能伸,身体羸弱,以示关节变形,几成残疾之特点;"尪"字还如张景岳《景岳全书》中"诸肢节疼痛,其人尪羸"之意,以示本病病情深重,缠绵难愈,重者可丧失劳动力,生活不能自理。目前普遍认为,本病由于素体虚弱,气血不足,腠理空虚,肝肾亏虚,外有风寒湿热诸邪侵袭关节、肌肉、筋脉,阻滞经络,气血运行不畅致痰瘀互结,闭阻经络,进而深入骨骺,导致关节肿胀、疼痛、僵硬、畸变。

（一）虚实辨证

1. **邪气盛则实** 《素问·痹论》有云："风寒湿三气杂至,合而为痹也,其风胜者为行痹,寒气胜者为痛痹,湿气胜者为著痹。"风性善行而数变,致病多见病位游移;风为百病之长,《素问·风论》中云："风者,百病之长也,至其变化,乃为他病也。"寒、暑、湿、燥、热诸邪,常依附风邪而侵入人体。寒性凝滞,主收引,寒邪侵袭人体,阻遏阳气,经脉气血失于阳气温煦,使气血凝结阻滞,涩滞不通,不通则痛。湿性重浊,易阻遏气机,湿滞经络关节,阳气布达受阻,而筋脉失养,绌急而痛;湿性黏滞,病多缠绵难愈。苏晓认为,虽然类风湿关节炎的发病为风、寒、湿邪气的入侵,但临床辨证不能囿于风、寒、湿,热邪亦为本病之因。外感风湿热邪,壅于经络、关节,气血阻滞而致痹痛;或风寒湿邪日久不去,留滞筋脉关节,郁而化热,而成热痹。痰饮、瘀血作为病理产物亦可致病:外感六淫,日久不愈;或饮食不节,脾失健运;或情志内伤,气机紊乱,均可化生痰饮,留滞骨节筋肉,凝而为痹。《医林改错》提出"瘀血致痹",提示气血不足,血行无力,则血涩成瘀;气机阻滞,血行不畅,停蓄成瘀;血寒凝滞,血运不畅成瘀;血热里结,煎熬血液,凝滞成瘀。上述风、寒、湿、热、痰、瘀诸因素均可导致脉络痹阻,发为痹痛。

实证多见于本病初期及急性活动期,临床辨证大体分为风湿痹阻证、寒湿痹阻证、湿热痹阻证、痰瘀痹阻证四型。风湿痹阻证可见肢体关节疼痛、重着、肿胀,痛处游走不定,关节屈伸不利,舌红,苔白腻,脉濡或滑,治宜祛风除湿、通络止痛;寒湿痹阻证见肢体关节冷痛拘急,屈伸不利,得寒痛剧,得温痛减,皮色黯红,舌质淡黯,苔白腻或白滑,脉弦紧或沉紧,治宜温经散寒、祛湿通络;湿热痹阻证见关节灼热肿痛,口渴不欲饮,舌质红,苔黄腻,脉濡数或滑数,治宜清热除湿、活血通络;痰瘀痹阻证见关节僵硬肿痛日久不愈,屈伸不利,舌暗紫,苔白厚或厚腻,脉沉细涩或沉滑,治宜活血化瘀、化痰通络。

2. **精气夺则虚** 《灵枢·百病始生》曰："风雨寒热不得虚,邪不能独伤人……此因虚邪之风,与其身形,两虚相得,乃客其形。"《素问·刺法论》曰："正气存内,邪不可干。"认为正气强盛则邪气无从入,正气虚弱是类风湿关节炎发病的内在因素。肾藏精,受五脏六腑之精而藏之,主骨生髓;肝藏血,贮藏和调节血液,主疏泄,主筋;肝肾同源,精血同源,共养筋骨。"气为血之帅,血为气之母",气血相互为用,相互滋生,濡养筋脉骨骼。或先天禀赋不足,或后天失养,气血不足,肾虚则骨失所养,肝虚血亏则筋脉失养,正不御邪,外邪趁虚侵袭肢体骨节肌肉,使筋脉痹阻不通。故本病以肝肾亏虚为本。

虚证可见于本病中、晚期,临床辨证分为肝肾不足证和气血亏虚证。肝肾不足证见关节肌肉疼痛、肿大或僵硬、变形，腰膝酸软无力，关节发凉，畏寒喜暖，舌红，苔薄白，脉沉弱，治宜补益肝肾、蠲痹通络；气血两虚证见关节肌肉酸痛无力，或肢体麻木，筋惕肉眴，肌肉萎缩，关节变形，头晕目眩，面黄少华，舌淡苔薄白，脉细弱，治宜益气养血、舒筋活络。

（二）"症""证"结合

"症"是肢体痹，是疾病的表象，也是病机本质的具体体现。对于寒热错杂、病因复杂之患者，当其症状突出，而一时间又不能明确其疾病诊断或短时间内无法明确其病机时，辨症治疗往往能迅速解决突出矛盾、缓解患者痛苦。正如仲景所言"但见一证便是，不必悉具"。仲景时代无"症"，故以证代之，实际强调的是辨症论治。

类风湿关节炎患者以关节疼痛、肿胀为主要表现，辨"症"治疗，往往收效显著。对于疼痛，常用独活、川乌、细辛等祛风散寒之品；即使表现出口干口苦、大便干结等脏腑内热之症，仍可用大热之制白附子、制川乌止痛。因疼痛是其主要矛盾，而止痛之力以制白附子、制草乌大，佐以清热之品制约其热。对于关节肿痛，常加用葶苈子、白芥子化痰软坚散结，《本草新编》记载白芥子"能祛皮里膜外之痰，有推墙倒壁之功"，具有豁痰利气之功。"症""证"结合治疗类风湿关节炎，屡获佳效。当患者类风湿因子、抗 CCP 抗体较高时，常用金雀根、忍冬藤各 30 g，现代药理显示两者具有免疫抑制、降抗体的作用。

三、三焦辨治燥痹

干燥综合征是一个主要累及外分泌腺体的慢性炎症性自身免疫病。临床除有涎腺和泪腺受损，功能下降而出现口干、眼干外，尚有其他外分泌腺及腺体外其他器官的受累而出现多系统损害的症状。

目前中医界尚无与干燥综合征完全对应的病名，多数学者将其归在"燥证"范畴。苏励等提出"不荣则干，不通则干"为干燥综合征病机之纲。苏晓临证注重审证求因、因势利导，正如《医门法律·秋燥论》云："若但以润治燥，不求病情，不适病所，犹未免失于粗疏耳。"苏晓在长期临床诊疗中发现，干燥综合征，禀赋不足、阴津亏虚是根本，水液输布失调是其重要发病因素。在养阴清热、生津润燥的同时尤为注重通利三焦气机，同时结合三焦诸脏生理特点，根据疾病不同病位灵活对症用药。

《素问·经脉别论》曰:"饮入于胃,游溢精气,上输于脾,脾气散精,上归于肺,通调水道,下输膀胱。水精四布,五经并行,合于四时五脏阴阳,揆度以为常也。"干燥综合征患者不断地摄取水液,摄取的水液通过胃、脾、肺、膀胱等通路而达到"水精四布,五经并行",应该能在一定程度上缓解症状,但临床上并不见患者在补充水分后干燥的症状得到有效控制。这说明在干燥综合征水液代谢的通路不畅是问题的关键所在。《素问·灵兰秘典论》曰:"三焦者,决渎之官,水道出焉。"三焦的通利与否,不仅影响到水液运行的迟速,也影响到肺、脾、肾等相关脏腑对水液调节的作用。因此,从三焦论治干燥综合征实际上符合干燥综合征多系统损害的病理情况。《素问·营卫生会》曰:"上焦如雾,中焦如沤,下焦如渎。"根据三焦部位的划分,上焦功能部位在心肺附近和贲门之上,为气的入口,主受纳;中焦的位置在胃附近,作用是腐熟水谷;下焦在膀胱附近,功能是泌别清浊。清代叶天士曰"上燥治气、下燥治血",俞根初曰"上燥救津,中燥增液,下燥滋血,久必增精",以之作为治疗准则,从三焦论治干燥综合征,具体可从上燥治肺、中燥脾胃、下燥肝肾的思路,从而实现气血阴阳的调和。

1. **病在上焦,清肺泻火,养阴生津**   上焦乃肺之所也。肺朝百脉,主通调水道,宣发肃降,开窍于鼻,司呼吸,在体合皮,其华在毛,与大肠互为表里。肺位于上焦,将水液以宣发向上濡养鼻窍,向外濡养皮毛;以肃降向下输布至肾通过蒸腾气化以尿液排出体外,或濡养大肠以润糟粕传导。故病在上焦者因肺失于宣发则见皮肤干燥、皮肤瘙痒、表皮脱落、鼻腔干燥、嗅觉下降、慢性干咳等症候;失于肃降则见小便量少,大肠失于濡养引起大便干结等症候。临证用药遵循"治上焦如羽",多选轻清之品如薄荷、南沙参、北沙参、黄芩、桑叶等药物以清肺泻火,养阴生津。

2. **病在中焦,益胃生津,滋阴润燥**   中焦乃脾、胃之所也。脾主运化,主统血,在液为涎,在体合肌肉、主四肢;胃主受纳腐熟,与脾共为气机升降枢纽。脾胃位于中焦,主运化水谷精微以濡养四肢肌肉;脾气主升,胃气主降,为气机升降之枢纽,故病在中焦者因脾胃运化无力则见吞咽困难、腹胀、胃纳欠佳等症候;四肢肌肉失于濡养则见关节肌肉无力伴肌肉疼痛等症候;津不上承则见口干、口腔溃疡、口腔继发感染等症候;失于统血则见过敏性紫癜样皮疹等症候。临证用药遵循"治中焦如衡",多选药性平和的玄参、玉竹、麦冬等药物益胃生津,养阴润燥。

3. **病在下焦,清肝明目,滋养肾阴**   下焦乃肝、肾之所也。肝主疏泄,开窍于目,在液为泪;肾主水,主气化,开窍于耳及前后二阴,在液为唾。肝肾位于下焦,肝主调畅气机以促进体内津血输布;在液为泪,开窍于目,泪从目出,以濡养目珠。肾主水,主调节体内津液输布及排泄;肾主气化,通过调节气机升降出入以调控脏腑功能。"齿为肾之余",肾中精气濡养牙齿生长发育,唾液则有助于保护牙齿。《灵枢·脉度》云"肾气通于耳,肾和则耳能闻五音矣",故肾中精气濡养于耳以使人能闻五音;肾开窍于前后二阴,肾中精气濡养二阴以使其发挥正常生理功能。故病在下焦者因肝阴亏虚导致目珠失养则见眼干、视力下降、肝功能异常等症候;因肾阴不足则见浆液性中耳炎、猖獗性龋齿、肾小管病变、肾钙化、肾结石、肾性尿崩、阴道黏膜干燥、外阴溃疡、阴道继发感染等症候。临证用药遵循"治下焦如权",多选药性趋下的菊花、青葙子、密蒙花等清肝明目,枸杞子、川牛膝、醋龟甲等滋养肝肾。

4. **通利三焦,行气活血,贯穿始终** 通利三焦之气是治疗干燥综合征的重要方法。《难经·六十六难》云:"三焦者,元气之别使也,主通行三气,经历于五脏六腑。"表明三焦乃诸气之通道,若三焦气机不利,则脏腑失于濡养。《素问·灵兰秘典论》云:"膀胱者,州都之官,津液藏焉,气化则能出矣。"表明正常的气机运化对津液输布的重要性,若三焦气化失常,导致津液输布失常,则脏腑失于濡养。因此苏晓用既可通利三焦又能促进津液输布的血中之气药川芎为引经药,并且贯穿该病治疗始终。

四、扶正祛邪、分期论治大偻

中医学对强直性脊柱炎(ankylosing spondylitis,AS)的认识最早见于《素问·痹论》:"风寒湿三气杂至,合而为痹也。"认为风、寒、湿是痹病的常见病因,对痹病的病机、证候分类及演变均有阐述,是关于痹病最早的、最系统的论述。《医林改错》曰:"凡肩痛、臂痛、腰痛、腿痛或周身痛,总名曰痹证。"与强直性脊柱炎发病特征有相似之处,但以此命名不够准确。古籍中记载的"骨痹""肾痹""脊强""背偻"等均与强直性脊柱炎临床特点有呼应之处,但是并不全面。焦树德等提出以"大偻"作为本病的病名。"大偻"之名最早见于《素问·生气通天论》:"阳气者,精则养神,柔则养筋。开阖不得,寒气从之,乃生大偻。"得阳气养护,才能精神爽慧,筋脉柔和,方可活动自如。阳气不固,腠理开合失常,加之寒邪侵袭入里,寒性凝滞,阻滞筋脉骨节阳气,出现腰背部弯曲不能直起,与强直性脊柱炎表现颇为相似。焦树德认为,"大偻"有2种含义:一是指脊柱作为人体最大的支柱,一是指病情深重。"大偻"可用以定义脊柱弯曲、背俯、病情深重的疾病。目前"大偻"病名已正式纳入国家中医药管理局"十一五"重点专科风湿病临床验证方案,并在全国风湿病专科中广泛使用。

本病以肝肾亏虚为本,外感诸邪为标。强直性脊柱炎发病部位主要为腰骶部、脊柱及椎旁组织,《素问·脉要精微论》云:"腰者肾之府,转摇不能,肾将惫矣。"腰是肾之精气所溉之域,如功能丧失,不能活动自如,是肾气不足的表现。《景岳全书》曰:"腰者肾之外候,一身所恃以转移阖辟者也。"腰为肾府,与足太阳膀胱经相表里,而脊柱位于后背正中,是督脉循行所在,督脉挟脊贯腰骶,是阳脉之督纲,总督一身阳经之脉气,膀胱经走于背部,与督脉并行,合于腰部,可见肾督在本病发病中的重要地位。肾藏精,主骨生髓;肝藏血,主筋,肝肾同源,精血同源,共养筋骨,精血充盛,肾督有所养,则筋骨关节活动自如。《素问·刺法论》曰:"正气存内,邪不可干。"正气充盛,邪气不足以致病。《灵枢·五变》曰:"粗理而肉不坚者,善病痹。"认为正气虚弱是发病的内在因素。或素体正气不足,或后天调养失当,致肝肾亏虚,气血不足,正不御邪,外邪趁虚侵袭骨节肌肉,使筋脉痹阻不通,肾督两虚,腰骶、脊背失其所养是发病之本。

《证治准绳》指出:"腰痛,有风,有寒,有湿,有热,有瘀血,有气滞,有痰饮,皆标也……肾虚,其本也。"对于腰痛不适,风、寒、湿、热、瘀血、气滞、痰饮等邪气都不是根本原因,肾虚才是根本。《七松岩集》中说:"痛有虚实之分……所谓虚者,是两肾之精神气血虚也,所谓实者,非肾家自实……为湿痰瘀血凝滞不通而为痛。"概括了腰痛的病因和分型,认为腰痛有虚实之分,虚者是"两肾之精神气血虚",实者是寒湿痰瘀血凝滞经络所致。综上可见,腰骶、脊背部疼痛、活动不利的根本原因是肾虚,而又与风、寒、湿、热、痰饮、瘀血等原因密切相关。患者气血不足,肝肾亏虚,腰髓失养,筋脉失荣,外有风寒湿热诸邪侵袭腰骶、脊背部经络,致经络阻滞,日久耗气伤血,损阴劫津致气血运行失畅,致血停为瘀,湿凝为痰,化生痰饮、瘀血,与外邪相合,阻痹经络,深入骨骱,出现骨节疼痛、屈伸不利,甚至僵硬、畸变等病症。

治病必求于本,基于本病本虚标实,以扶正祛邪作为基本治则。本病新病多实,久病多虚,辨证分为早期与后期,分期辨证论治。早期风寒湿热之邪入侵,正气尚能抗邪,表现以实证为主。或寒湿痹阻,症见腰背冷痛重着,转侧不利,疼痛感寒后加剧,得温痛减,晨起僵硬,舌淡,苔白腻,脉沉而迟缓。治疗以散寒除湿、温经通络为主。或湿热痹阻,症见腰骶、脊背疼痛剧烈,屈伸不利,夜间尤甚,晨起僵硬,活动后减轻,口干发热,小便黄赤,大便黏腻,舌红,苔黄,脉滑数,此证型以清热利湿为法,兼以补肾活血兼顾其本。患者疾病反复发作或渐进发展,日久进入疾病后期,多正虚邪实,病久邪深,气血亏虚,肝肾虚损,筋脉失养,疼痛表现多不明显,仅轻微疼痛,晨起腰背部僵硬,活动后可缓解,或以腰背强直、脊柱变形、腰弯背驼为主要表现,腰膝酸软,畏寒喜暖,舌淡,苔薄,脉沉细,治以补肾强督、活血通络为主。

苏晓结合本病的发病特点及现代药理学研究成果,总结出治疗经验方,方中常用补益肝肾的淫羊藿、杜仲、续断、桑寄生、羌活等,同时加用威灵仙、岗稔根辅以祛风湿、舒经通络。淫羊藿性温,入肝肾二经,补命门、益精气、强筋骨、补肾壮阳,现代药理学研究发现,淫羊藿能提高内源性激素水平,淫羊藿苷可以抑制细胞因子对成纤维细胞成骨型标志物的影响,从而抑制成纤维细胞进一步向成骨型的分化。作为常用药对的杜仲、续断,同入肝肾二经,共奏补肝肾、壮腰膝、强筋骨之功,现代药理学研究发现,杜仲、续断对细胞免疫功能起到双向调节作用。桑寄生入肝肾二经,祛风湿、补肝肾、强筋骨,桑寄生的抗炎、镇痛效果显著。羌活祛风化湿、散寒通络,羌活中紫花前胡苷具有良好的抗炎、镇痛作用。

瘀血既可作为致病因素,又可作为病理产物,贯穿强直性脊柱炎疾病始终。《类证治裁》曰:"久痹,必有湿痰、败血,瘀滞经络。"故方中以丹参、川芎、鸡血藤、王不留行等活血化瘀、通络止痛;偏热者,以牡丹皮、赤芍等凉血活血;偏寒者,以桂枝、川乌等温经活血;血瘀日久者,以莪术破血行气止痛。强直性脊柱炎患者病程日久,还需加用血肉有情之品益精填髓、培本补肾,常用狗脊、鹿角片、龟甲等。血肉有情之品多滋腻,加之患者平素服用西药,多易损伤脾胃,脾胃为后天之本,气血化生之源,故顾护脾胃十分重要。苏晓多用佛手、香附、陈皮、半夏等理气和胃,调和药性。

五、虚实、五脏辨证治狐惑

白塞病是一种原因不明的以细小血管炎为病理基础的慢性进行性、复发性多系统损害疾病,临床上以反复发作性口腔、生殖器溃疡、葡萄膜炎和皮肤损害为特征,通常称口-生殖器-眼三联征。白塞病在我国并非罕见,多发于16~40岁,男性略多于女性,目前西医药尚无特效方法,主要为糖皮质激素、细胞毒类药物、非甾体抗炎药、纤溶药物及对症治疗。根据白塞病的临床表现,中医学将其归属于"狐惑病"范畴,认为本病主要为感受湿热温毒,或病久失治、误治,脏腑功能失调,变生湿热、瘀血所致。

（一）虚实辨证

1. 从实论治　白塞病病因为湿热火毒之邪内蕴,在《诸病源候论》中也可见狐惑病的病因论述"皆湿毒之气所为也"。基本病机为机体湿热郁蒸,化腐为虫,虫毒腐蚀咽喉、二阴所致。"狐惑病,谓虫蚀上下也。世谓风中有虫,凡虫自风生固矣,然风阳也,独阴不生,必有所凭而后化。盖因湿热久停,蒸腐气血而成瘀浊,于是风化所腐为虫矣。设风不由湿热,而从寒凉者,肃杀之气纵然腐物,虫亦不化也,由是知此病也"。实证常见于白塞病的初期和急性活动期。常见证型有湿热蕴脾、肝胆湿热、湿毒瘀阻三大证型。湿热蕴脾证常见反复发作难愈的口腔溃疡,伴有呕恶纳差,脘腹痞闷,肢体重困,口中黏腻,口渴或渴不多饮,大便溏泄,或身热起伏,汗出热不解,舌红,苔黄腻,脉濡数。治宜清热化湿。肝胆湿热证多见反复口腔溃疡、眼炎,伴有头晕,胁肋满闷,呕恶腹胀,口苦纳呆厌油,或寒热往来或睾丸肿胀热痛或阴囊湿疹或带下黄臭,小便淋浊,便秘,舌红,苔黄腻,脉弦滑数。治宜清肝利胆。湿毒瘀阻证常见口腔或外阴部溃疡深且面积大,疼痛剧烈,伴口气秽浊、发热,或见脓血便,舌紫黯有瘀点,苔黄厚腻,脉滑数。治宜清热解毒化瘀。

2. 从虚论治　湿热邪毒内蕴脏腑是白塞病的基本病因。湿为阴邪,其性重浊黏腻趋下,易阻碍气机,损伤阳气。从病因学角度看,湿邪有内外之分。内湿多因饮食不节,损伤脾胃,脾胃运化失职,津液输布障碍,凝聚而成。外湿属于六淫之一。无论内湿外湿,湿邪深入脏腑,日久化为湿毒,伺机作变,致病程缠绵难愈。湿为阴邪,易伤阳气,若患者素体阳气亏虚,湿热火毒袭之,内外合邪,日久损及脾肾,导致脾肾阳虚。叶天士在《温热论》指出:"吾吴湿邪害人最广……须要顾其阳气,湿胜则阳微也。"临床表现为:① 阳虚寒凝,气机阻滞,多见面色㿠白,畏寒肢冷,腰膝酸软,大便溏薄,小便清长;② 脾失健运而见腹胀,食欲不振,恶心呃逆,久泻久痢,下利清谷,甚或五更泄泻;③ 水湿代谢障碍,常见面浮肢肿,小便不利,甚则腹胀如鼓。舌质淡胖而有齿痕,苔白滑,脉沉细。治宜温肾健脾。白塞病缠绵难愈,日久难免湿热毒邪耗阴伤气,损及肝肾,导致肝肾阴虚。清代魏念庭指出"狐惑者,阴虚血热之病也"。临床表现为头晕眼花,耳鸣,胁肋隐痛,肢体麻木,腰膝酸软,失眠多梦,遗精,女子月经量少,舌红,少苔,脉细。治宜滋补肝肾。

（二）五脏辨治

五脏论治,以心、肝、肾为主,究其病位,责之于心、肝、肾三脏。外淫湿火热毒之邪侵袭,脏腑功能失调;或素火上炎可见咽喉溃烂,甚至声音嘶哑;循肝经虚火上炎,则目赤;下注肝、肾二经则见阴部溃疡。心为"君主之官""生之本""五脏六腑之大主"。心在体合脉,其华在面,在窍为舌,在志为喜,在液为汗。心为阳脏而主通明,心主血脉和主藏神的功能主宰人体整个生命活动。心火炽热,或因六淫传里化火,或情志郁火内发,或因过食辛辣之品,或过度温补,导致阳热内盛,心神被扰,心火循经上炎则面红目赤,口舌生疮,口渴欲饮,舌红,苔黄,脉数。治宜清泻心火。常用药有百合、淡竹叶、连翘等。《素问·灵兰秘典论》指出"肝者,将军之官,谋虑出焉",《素问·六节藏象论》指出"肝者,罢极之本,魂之居也"。肝开窍于目,在志为怒,在液为泪,在体合筋,其华在爪。肝主藏血,主疏泄,有贮藏和调节血液的功能。肝经炽热,或因情志不遂,或因肝郁化火,或因热邪内犯,气火上炎,火性炎上,肝火上攻头目,故头晕胀痛,面红目赤,舌红,苔黄,脉弦数。治宜疏肝清肝。常用药有柴胡、野菊花、蒺藜、决明子、密蒙花、蔓荆子、羊蹄、虎杖、蒲公英等。肾藏先天之精,为脏腑阴阳之根本,是人体生长、发育、生殖之源,是人体生命活动之根本,故为"先天之本"。肾中藏有元阴元阳,元阳属火,元阴属水,故亦为"水火之脏"。肾开窍于耳,在志为恐,在液为唾,在体合骨生髓,其华在发。肾脏藏精,主水,主纳气,主生殖。《内经》指出"肾开窍于二阴""肝脉络于阴器",阴部溃疡与肝、肾二经关系最为密切。肾藏精,肝藏血,肾精亏损,肝血不足,阴部失于荣养,复受湿热毒邪下注,而致阴部溃疡。治宜滋补肝肾,常用药物有生地黄、川牛膝、山茱萸、女贞子、枸杞子等。

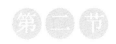

用药特色与验方

一、单味药经验

(一) 养阴药

养阴是免疫病的基本治法。其中,生地黄、玄参、知母是最主要的药物,用来治疗系统性红斑狼疮、干燥综合征、皮肌炎、结节性红斑、风湿热、类风湿关节炎、斯蒂尔病、白塞病等疾病,表现为阴虚内热证型和血热瘀滞证型者。常与石膏、黄芩、牡丹皮、赤芍等配伍,起到养阴清热、凉血化瘀的功效,疗效确切,且没有毒副反应,也没有停药后病情反跳的问题。

其中,养阴药的凉血、清热、滋肾等功效,能够治疗免疫风湿病。

1. **生地黄** 性味甘寒,具有养阴生津、凉血养血的功效,《珍珠囊》有"凉血、生血,补肾水真阴"的记载;《本草经百种录》说它"长于补血,血补则阴气得和而无枯燥拘牵之疾矣"。现代药理研究发现其含有甾醇类、苷类、多糖类等成分,具有调节免疫功能和提高激素水平等药理作用。生地黄具有双相调节免疫功能的作用,能提升低下的细胞免疫功能,防治由于使用了激素和免疫抑制剂而引起的免疫抑制。同时,还能抑制亢进的体液免疫;生地黄能够提高体内皮质激素水平,保护肾上腺皮质的功能。《神农本草经》曰:"干地黄,味甘寒。主折跌绝筋,伤中,逐血痹,填骨髓,长肌肉,作汤,除寒热积聚,除痹,生者尤良,久服,轻身不老。一名地髓。生川泽。"故临床上激素与生地黄、知母等中药同用,能够减少激素撤减过程中病情反跳的情况;生地黄具有抑制血管炎和关节炎的抗炎功能,扩张血管,减少毛细血管的通透性,抑制血管内皮炎症和关节滑膜肿胀炎症;《珍珠囊》曰:"凉血、生血,补肾水真阴。"《本经逢原》曰:"干地黄心紫通心,中黄入脾,皮黑归肾。味厚气薄,内专凉血滋阴,外润皮肤荣泽。病人虚而有热者,宜加用之。"生地黄可以降温退热,抑制体温中枢,长期使用能够养阴清热,清除低热和内热;生地黄可以促进腺体分泌,能促进唾液腺、胃腺、肠腺分泌增强,治疗免疫病引起的口眼干燥、口腔溃疡、便秘等症状。常用剂量 12～30 g。无毒副反应。少数患者会出现大便溏薄的反应,可用炮姜、芡实、石榴皮等来解决,或减少剂量。

2. **知母** 性味苦寒,有养阴清热功效。含 6 种知母甾体皂苷和菝葜皂苷元,为一种双糖苷,还含多糖、聚糖、芒果苷、β-谷甾醇、黏液质、尼克酸等成分。《神农本草经》曰:"知母,味苦寒。主消渴,热中,除邪气,肢体浮肿,下水,补精气,益气。一名母蚳,一名连母,一名野蓼,一名地参,一名水参,一名水浚,一名货母,一名蝭母。生川谷。"动物实验证明知母有明显的解热、祛痰、利尿、降血糖作用,煎剂对痢疾杆菌、肺炎球菌等多种致病菌均有不同程度的抑制作用。知母能拮抗地塞米松引起的肾上腺皮质功能的抑制和萎缩,能减轻地塞米松引起的兴奋失眠、血糖升高等不良反应;知母能抑制体温中枢而退热,用于免疫病之高热、低热,既能驱外邪清实火,与石膏、黄连、黄柏等配伍,又能滋肾阴清虚火,与地黄、龟甲等配伍,故不论实热、虚热、内火、外火,都能选用之;知母有显著的抗炎作用,用于类风湿关节炎等免疫病、关节肌肉肿痛的风湿病,如桂枝芍药知母汤。《本草纲目》谓其:"下则润肾燥而滋阴,上则清肺金而泻火。"

3. **玄参** 为玄参科多年生草本植物玄参的根。产于我国长江流域及陕西、福建等省，野生、家种均有。立冬前后采挖，反复堆、晒，于内部色黑，晒干，切片，生用。性味苦寒，有养阴清热功效。玄参性苦、甘、咸、寒，归肺、胃、肾经，有清热凉血、滋阴解毒、明目、凉血行血之效。《别录》云"下水，止烦渴"；《神农本草经》称"补肾气，令人目明"，因此玄参还可明目。《本草纲目》记载其有"滋阴降火，解斑毒，利咽喉，通小便血滞"之功，又云："肾水受伤，真阴失守，孤阳无根，发为火病，法宜壮水以制火，故玄参与地黄同功。其消瘰疬亦是散火。"玄参对多种皮肤真菌有抑制作用；对铜绿假单胞菌也有抑制作用；在体外有中和白喉毒素的作用，能兴奋肾上腺皮质。玄参含草萜苷类之玄参素、生物碱、多糖、甾醇、皂苷、维生素 A 类等成分。小剂量浸剂有轻微强心作用，剂量加大则呈中毒现象。并有扩张血管，促进局部血液循环而消除炎症的作用，可用于血栓闭塞性脉管炎。有降温解热作用，用于各种免疫病之高热、低热、内热、口渴、舌红等症；能滋养肺胃之阴，有抗炎、强心、镇静、抗惊厥、降糖等作用，治疗阴虚内热型或感染之咽喉肿痛，用经验方红斑汤治疗红斑、皮疹、瘀点（方中有玄参与生地黄、羊蹄根等），及治疗血管炎。常用剂量 12～30 g。有毒副反应，剂量大可能会引起滑肠。

4. **鳖甲** 为鳖科动物鳖的背甲。本品含动物胶、角蛋白、碘质及维生素 D 等，具有抑制肝、脾之结缔组织增生，提高血浆蛋白水平，抗肿瘤等作用。《药性本草》曰："鳖甲除骨热，骨节间劳热……妇人漏下五色，下瘀血。"用于热病伤阴、虚风内动、手足蠕动、甚至痉厥、劳热骨蒸、阴虚发热、原发性肝癌、甲状腺癌、喉癌、食管癌、骨癌、胃癌等见阴虚证候者。亦可软坚散结，用于久疟、疟母、经闭、癥瘕等症。

5. **枸杞子** 为茄科枸杞属植物宁夏枸杞或枸杞的果实。多生于潮湿、强日照、土层深厚的黄土沟岸及山坡。本品含甜菜碱、多糖、粗脂肪、粗蛋白、硫胺素、核黄素、胡萝卜素、抗坏血酸、尼克酸及钙、磷、铁、锌等元素。具有升高外周白细胞、增强网状内皮系统吞噬能力，有增强细胞与体液免疫的作用；对造血功能有促进作用；还能延缓衰老、抗突变、抗肿瘤、保肝及降血糖等。《本草通玄》曰："补肾益精，水旺则骨强，而消渴、目昏，而腰痛膝痛，无不愈矣。"补肝益肾，益精明目，润肺。用于肝肾阴虚、头晕目眩、视力减退、虚劳精亏、腰膝酸软、遗精消渴、阴虚劳咳；以及肿瘤患者因放、化疗引起的白细胞减少和贫血等症。

6. **沙参** 《本经逢原》曰："有南北二种，北者质坚性寒，南者体虚力微。"为桔梗科沙参属植物四叶沙参、沙参或其同属植物，以根入药。北参含生物碱，挥发油及淀粉等。乙醇提取物有降体温和镇痛作用；水浸汁在低浓度时对离体蟾蜍的心脏能加强收缩,浓度增高时则出现抑制直至心室停跳,但可以恢复。《本草纲目》曰:"清肺火,治久咳肺痿。"又云:"人参甘苦温,其体重实,专补脾胃元气,因而益肺与肾,故内伤元气者宜之。沙参甘淡而寒,其体轻虚,专补肺气,因而益脾与肾,故金受火克者宜之。一补阳而生阴,一补阴而制阳,不可不辨之也。"《本草汇言》云:"治一切阴虚火炎,似虚似实,逆气不降,清气不升,为烦,为渴,为胀,为满,不食。用真北沙参五钱水煎服。"补阴,补肝,养阴清肺,用于肺热阴虚引起的燥咳痰黏,或劳嗽咯血等症;养胃生津,用于热病伤津、舌干口渴、食欲不振等症。

7. **石斛** 为兰科植物石斛的茎,本品含石斛碱、碱斛胺碱、石斛次碱、石斛星碱、石斛因碱,及黏液质、淀粉等。石斛碱有一定的止痛退热作用,与非那西丁相似但较弱。石斛煎剂内服,能促进胃液分泌,可助消化,低浓度时使家兔离体小肠兴奋,高浓度则使其抑制。石斛碱有升高血糖、降血压、减弱心力、抑制呼吸以及弱的退热止痛作用,大剂量可致惊厥。《神农本草经》曰:"石斛,味甘平,主伤中,除痹,下气,补五脏虚劳,羸瘦,强阴,久服厚肠胃,轻身延年。一名林兰。生山谷。"石斛补阴,养胃生津,用于热病伤津,或胃阴不足,舌干口渴,食少干呕等症;滋阴清热,用于阴虚津亏,虚热不退之症;明目,强腰膝。用于食管癌、胃癌、肺癌、纵膈肿瘤、放化疗后津少阴亏者。

8. **天门冬** 为百合科天门冬属植物天门冬的块根。本品含有天门冬素,黏液质,β-甾醇及5-甲氧基甲基糠醛及多种氨基酸等。有镇咳祛痰作用;对急性淋巴细胞白血病、慢性粒细胞白血病及急性单核细胞白血病患者的脱氢酶有一定作用,具抗肿瘤活性;对多种细菌有抑制作用。《本草纲目》曰:"润燥滋阴,清金降火。"天门冬养阴清肺、降火生津、滋阴润燥、润肠通便,用于肺燥干咳、顿咳痰黏、咽干口渴、劳嗽咯血、热病伤阴,或津亏消渴、肠燥便秘。《本经逢原》云:"天门冬手太阴肺经气分药,兼通肾气……其性寒润能滋肺,肺气热而燥者宜之……时珍云,天门冬清金降火,益水之上源,故能下通肾气,入滋补方用之有效。若脾胃虚人久服,必致滑肠。"

9. **五味子** 性酸、甘、温,归肺、心、肾经。可敛肺滋肾、生津敛汗、宁心安神。《本草备要》云:"酸咸为多,故专收敛肺气而滋肾水,益气生津,补虚明目,强阴涩精,退热敛汗……除烦渴。"五味子的药理作用涉及神经系统、保肝、延缓衰老、调节免疫等很多方面。① 增强皮质功能,五味子能使幼鼠胸腺萎缩,具有肾上腺皮质功能的作用。② 抗疲劳作用,人体必需的8种氨基酸在北五味子果实中试验检测出7种(色氨酸未检出),果实进入成熟期以后磷、钾、镁、铁、锌等人体必需的矿物元素含量上升。临床可用于治疗病久体虚、疲劳、乏力、心慌、汗多等症状。③ 保护肝脏、保护神经作用,对激素及免疫抑制剂对肝脏及神经系统的损害有抵制作用。此外,还有生津安神的功效,可缓解患者口干症状,敛汗的同时有安神之效。

(二) 益气药

益气健脾的主要药物大多能提高细胞免疫和体液免疫。对体液免疫亢进的风湿免疫病患者,人参、黄芪、灵芝要掌握适应证并观察使用。许多补气药能激活抗体,对免疫病不利。风湿免疫病中医辨证的病理基础是瘀血、风湿、热毒,因病而致虚。多数情况下,采用先祛邪、后扶正的方法。

1. **人参**　人参有大补元气、复脉固脱、补脾益肺的功效。主产于中国吉林、辽宁等省野生者称"野山参"或"山参"。主要含有人参皂苷和人参糖肽等多种生物活性成分。人参能明显提高人体的免疫功能,对细胞免疫和体液免疫均有提高作用。有抗休克,抗疲劳,降血糖,促进蛋白质 RNA、DNA 的生物合成,调节胆固醇代谢,促进造血系统的功能,减轻辐射对造血系统的损害作用。能增强性腺功能,有促进腺激素样作用。此外,尚有抗过敏、抗利尿及抗癌等作用。对免疫缺陷病、免疫功能低下最为适宜;对垂体-肾上腺皮质功能和性腺功能有促进作用,但对长期使用皮质激素,剂量又较大,已引起肾上腺皮质功能明显减退甚至萎缩的患者,人参在复方中可以观察使用,如有病情波动的现象应立即停用。因人参能激活抗核抗体,故在红斑狼疮等免疫病的活动期,即使有气虚表现也不适宜使用之,西洋参同此。治疗剂量为 3～9 g。保健剂量宜从 2～3 片开始服用,逐渐增多。剂量过大,可引起胸闷、烦躁、燥热、兴奋、不眠、血压升高、心动过速等不良反应。

2. **黄芪**　性味甘温,有补中益气功效。含三萜皂苷类、黄酮类、多糖、多种氨基酸等成分。黄芪能明显增强人体的细胞免疫功能。对肺部有间质性损害的免疫病及经常感染的患者,在复方中使用黄芪,有助于改善体质,减少感染,有利于愈合;同时,也能提高体液免疫,明显改善体质,减少和防止许多疾病的发生发展。如类风湿关节炎病程已长,有虚弱乏力、肌肉萎缩等症,应用防己黄芪汤(黄芪与防己、白术、甘草),能减轻肾脏炎症,有利尿和抑制尿蛋白的作用,可用于慢性免疫性肾病、泡沫尿、蛋白尿、浮肿、腹水、低蛋白血症。同时,黄芪对体液免疫亢进的自身免疫病,尤其在免疫病的活动期一般不宜使用,如果用之不当,可能会加重红斑狼疮患者的全身病情。一般剂量 12 g,大剂量 30～60 g。无毒副反应。剂量过大,会引起上火、胸闷的不适反应。炒黄芪:取黄芪净片,用麸皮拌炒至微黄色,筛去麸皮。蜜炙黄芪:取黄芪净片,用炼蜜38%拌炒,至蜜汁吸尽。

3. **白术** 为菊科多年生草本植物白术的根茎。主产于浙江、湖北,于农历十月采收,去净泥土地上部分,晒干或烘干贮存。用时经水或米泔水浸软切片。生用或麸炒、土炒用;炒至黑褐色,称为焦白术。《本草求真》曰:"白术缘何专补脾气?盖以脾苦湿,急食苦以燥之,脾欲缓,急食甘以缓之,白术味苦而甘,既能燥湿实脾,复能缓脾生津,且其性最温,服之能健食消谷,为脾脏补气第一要药也。"白术含挥发油,主要成分为内酯Ⅰ~Ⅲ及糖类(主要为甘露糖、果糖)等。白术有强壮、利尿、降血糖、抗血凝作用,并能保肝脏,防止四氯化碳所致肝糖原减少作用。防治放疗化疗引起的消化道不良反应。补气,健脾,用于脾气虚弱、运化失常、食少便溏、脘腹胀满、腹胀泄泻、倦怠无力;用于脾虚失运、水湿停留,而为痰饮眩悸、水肿;用于脾虚气弱、肌表不固、自汗;安胎,用于妊娠脾虚气弱、胎动不安。

4. **太子参** 为石竹科植物太子参的块根。主产于中国江苏、山东、安徽省。此外,浙江、江西、湖北、河南、陕西、河北等地亦产。补气常用药,益气生津,润肺,健脾。用于脾虚食少、倦怠无力、心悸、自汗、肺虚咳嗽、津亏口渴、病后虚弱、气阴不足、肺燥干咳等症。《本草再新》云其:"治气虚肺燥,补脾土,消水肿,化痰止渴。"

5. **山药** 为薯蓣科植物薯蓣的根茎。《本草纲目》曰:"益肾气,健脾胃,止泄痢,化痰涎,润皮毛。"具有补肺、补胃、补心、补肝、补肾功效。补阴宜生用,健脾止泻宜炒用。本品养阴助湿,故湿盛中满或有积滞者忌服。山药补气、补脾、养胃、止泻,用于脾虚气弱、食少便溏或泄泻;生津益肺,用于肺虚久咳或虚喘;固精、缩尿、止带,用于肾虚遗精、尿频、妇女白带过多等症;补气养阴而止渴,用于治消渴病。麸炒山药补脾健胃,用于脾虚食少、泄泻便溏、白带过多。

(三) 补肾药

免疫病大多是慢性病,肾虚和脾肾两虚是普遍存在的。患者又大多使用皮质激素,内分泌功能受到影响,加重了肾虚。补肾药大多具有提高体内激素水平,能起到补肾、保骨、强壮的作用。其目的是要扶正,加强两个方面的代偿功能,一是提高心、肺、肾等脏器的代偿功能;二是提高体内内分泌腺体的代偿功能,即肾上腺皮质和性腺的代偿功能。

1. **龟甲** 味咸、甘,性平,有滋阴潜阳、补肾填精的功效。含胶质、多种氨基酸及微量元素等。龟甲适用于免疫病患者出现肾阴肾精亏损的情况,如红斑狼疮、肾病蛋白尿等。不论是自身免疫病,还是免疫缺陷病,免疫亢进,还是免疫低下,都能应用。对肾上腺皮质有明显的保护和预防萎缩作用,能提高肾上腺皮质的代偿功能。对狼疮性肾炎长期蛋白尿者,与生地黄、杜仲同用以改善肾功能,对类风湿关节炎中晚期骨关节损害和骨坏死者,与接骨木、骨碎补、川续断同用,以促进骨质新生;对要激素减量的患者,可与巴戟天、淫羊藿同用,以提高体内激素水平;对血红蛋白、血小板严重低下的患者,可与鹿茸或鹿角同用,以促进骨髓造血、抗肿瘤;也可与鳖甲、骨碎补同用,以扶正抗癌。常用剂量 9~20 g。无毒副反应。

2. **淫羊藿**　具有补肾壮阳、祛风通络的功效。含淫羊藿苷、甾醇等成分。淫羊藿具有提高肾上腺皮质功能的作用,常用于男性性功能减退症、皮质激素减量。女性红斑狼疮患者体内的雌激素一般含量较多,常服淫羊藿以期调节雌雄激素的比例,以及使关节、肌肉、腰背酸痛得到改善;有抗炎作用,可用于治疗各种关节炎。用于类风湿关节炎、强直性脊柱炎、瑞特病之寒湿痹痛型。常用剂量 12 g 左右。无毒副反应。淫羊藿有特殊气味,剂量过大会引起胃部不适和上火。

3. **仙茅**　为石蒜科仙茅属植物仙茅的干燥根茎。生于山坡、丘陵草丛中及灌木丛边。分布于我国华东、中南、西南等地区。本品含仙茅苷、苔黑酚葡萄糖苷、仙茅苷乙、仙茅素 A、仙茅素 B、仙茅素 C 及 3 个菠萝蜜烷型三萜皂苷元,13 个新皂苷。仙茅醇浸剂有抗高温、耐缺氧等适应原样作用,以及镇静、抗惊厥、雄性激素样作用,并能增加免疫功能。《海药本草》曰:"主风,补暖腰脚……强筋骨,消食……宣而复补,主丈夫七伤,明耳目,益筋力,填骨髓,益阳,温三焦。"为补阳常用药,补益,补阳,温肾壮阳,祛寒祛湿,强筋骨,用于阳痿精冷、小便不禁、心腹冷痛、腰膝冷痹、筋骨痿软、阳虚冷泻等症。

4. **制黄精**　补肾益精常用药,用于肾虚精亏、头晕耳鸣、腰酸足软等症;用于脾胃气虚、倦怠无力、口干食少、食欲不振、脉象虚软者;用于内热消渴。《本草纲目》谓其:"补诸虚……填精髓。"本品含黏液质、淀粉及糖分。囊丝黄精含吖丁啶羧酸、天门冬氨酸、高丝氨酸、毛地黄糖苷及多种蒽醌类化合物。黄精具有增强免疫功能、延缓衰老、耐缺氧、抗疲劳、增强代谢、降血糖、强心等作用。对多种细菌和皮肤真菌有抑制作用。

5. **制何首乌**　为蓼科多年生草本植物何首乌的块根,若以黑豆煮拌蒸,晒后变为黑色,称为制首乌。我国大部分地区有出产。制何首乌补肝肾、益精血、乌须发、强筋骨。用于血虚萎黄、眩晕耳鸣、须发早白、腰膝酸软、肢体麻木、崩漏带下、久疟体虚、高脂血症。《本草纲目》曰："此物气温,味苦涩,苦补肾,温补脾,涩能收敛精气,所以能养血益肝,固精益肾,健筋骨,乌发,为滋补良药。不寒不燥,功在地黄、天门冬诸药之上。"

(四) 清热药

免疫病的热象是普遍存在的。有高热、低热、内热、实热、虚热、湿热、血热、瘀热等。清热和解毒是两个概念,在一般情况下,重在清热,而并不重在解毒。应选用那些清热力量强,能抑制体液免疫,而又不影响细胞免疫,毒副反应小,能大剂量使用的中药。如黄芩、黄连、苦参、金银花、石膏、地骨皮、知母、羊蹄根、土茯苓、白鲜皮等。其中大多数可用至 30 g,甚而更大剂量。

1. **石膏**　味甘性大寒,有清热降温功效。主含硫酸钙结晶（$CaSO_4 \cdot 2H_2O$）,还含微量元素铜、铁、铝、镁、硅等。生石膏有中枢性退热作用。临床上对高热、低热、内热、虚热、实热、外感发热、内伤发热等,只要有热象,都能使用,只是配伍方法不同。用于高热,中医辨证为气分发热或气营两燔发热。用于发热红斑皮疹。用于热退后伤津口干,余热未清。用于阴虚升火之牙痛齿浮、口鼻衄血、皮下出血。用于口舌生疮,如白塞病之口腔溃疡,或有继发感染。用于哮喘、间质性肺炎继发感染而发热;生石膏能使生地多糖的免疫调节作用明显增强。故在红斑汤中,生地黄、生石膏同用,不但加强了养阴清热之功,而且加强了免疫调节作用,治疗红斑狼疮等免疫病和过敏性疾病;生石膏可减少小鼠饮水量而有解渴作用,还能激活肺泡巨噬细胞的吞噬作用,增加血钙。可治疗免疫病、糖尿病的口干,过敏性肺炎和间质性肺炎。许多服用泼尼松的患者,同时服用中药红斑汤,有利于防止缺钙和发生骨坏死。常用剂量 30～60 g。寒药容易伤胃,故处方配伍时要注意保护胃气。

2. **水牛角**　性味咸凉,有清热凉血的功效。含胆甾醇、多种氨基酸、肽类、胍类等成分。传统上用于治疗高热神昏、斑疹、衄血、惊风等症。能兴奋垂体-肾上腺皮质系统,促进皮质激素分泌,提高体内皮质激素水平。并可配合生地黄、淫羊藿以利于激素减量。能抑制毛细血管的通透性,缩短出凝血时间。用于溶血性出血性疾病,如血小板减少性紫癜、溶血性贫血;具有镇静、镇痉、抗炎作用。用于治疗狼疮性中枢损害轻症,偶有癫痫样抽搐,及轻症多发性硬化症。治疗红斑狼疮、皮肌炎、多动脉炎等,临床有多种血管炎表现,紫斑、瘀点、雷诺现象、网状青紫、条索状血管炎。水煎服为 12～30 g;研末冲服为 1.5～3.0 g。煎剂没有不良反应。水牛角颗粒吞服,常有胃部不适,而且不易溶解吸收。在治疗血管炎时,与生地黄同用,不先煎;在退热时,与生石膏一起,先煎半小时。

3. **青蒿**　性味苦寒,有清热解暑功效。青蒿含挥发油倍半萜类青蒿素、青蒿内酯等成分。传统上用于治疗外感湿热、发热痞闷、骨蒸劳热和疟疾。青蒿是免疫抑制药,并有退热、消炎止痛作用。虽然作用弱,但长期使用能够奏效。用于红斑狼疮、皮肌炎风湿热等免疫病发热,高热、低热、内热和关节肿痛都可使用之。治免疫病与生石膏、生地黄配伍,治肿瘤与鳖甲配伍,治关节炎与秦艽、忍冬藤配伍;有干扰疟原虫表膜-线粒体功能而有抗疟作用。用于免疫性肝病之低热、胆红素升高。常用剂量为12～30 g。无毒副反应。

4. **黄芩**　性味苦寒,有清热解毒的功效。含黄酮苷之黄芩苷及其苷元黄芩素。黄芩古代常用于外感发热、温病发热、痢疾,及肺、肝胆、胃肠之急慢性感染性病。是治疗结缔组织病、过敏性疾病、免疫病、风湿病的重要药物。黄芩具有抗变态反应、抗过敏作用,用于荨麻疹、过敏性皮炎,与生地黄、地肤子同用。用于红斑狼疮等各种结缔组织病,治疗血管炎时与生地黄、牡丹皮配合,治疗关节炎时与羌活、威灵仙配合。常用剂量为12～30 g。水煎服。无毒副反应。如红斑狼疮、干燥综合征、白塞病、过敏性紫癜等,经常用30 g。治疗类风湿关节炎时,只要有一些热象,也常用黄芩,以抗变态反应,剂量为12～30 g。苦寒伤脾,但黄芩基本没有胃肠道反应。其苦味和寒性较之黄连、苦参为轻。

5. **淡竹叶**　淡竹叶凉心、泻火、清热除烦、利尿,用于热病心烦口渴、口舌生疮、小便不利、灼热涩痛;用于癌症患者口干烦渴、口舌生疮、尿赤、尿频、尿急、排尿时尿道痛、低热、合并肝胆炎症、黄疸等症。《神农本草经》曰:"主胸中痰热,咳逆上气。"《本草纲目》云:"甘,寒,无毒,叶:去烦热,利小便,清心。"本品含三萜类化合物。对人工发热的动物有退热作用;其利尿作用较弱,但能增加尿中氯化物的排出。

6. **决明子**　本品新鲜种子含大黄酚、大黄素、决明素、橙黄决明素等,尚含有维生素 A、决明子水浸液及醇浸液,对实验动物有降压及利尿作用。《神农本草经》曰:"决明子,味咸平。主青盲,目淫,肤赤,白膜,眼赤痛,泪出。久服益精光,轻身,生川泽。"《药性本草》曰:"治肝热风眼赤泪。"主清热泻火、清肝明目、润肠通便,用于肝经风热所致的目赤肿痛、羞明流泪、头痛眩晕、目暗不明、热结便秘或肠燥便秘,以及癌症患者出现肝阳上亢、血压升高、高脂血症、头痛、目赤、大便秘结等症。

7. **夏枯草**　《本草图解》曰:"夏枯草苦辛微寒,独入厥阴,消瘰疬,散结气,止目珠痛。此草补养厥阴血脉,又能疏通结气,目痛瘰疬,皆系肝证,故建神功。"

夏枯草清热泻火、清肝火、明目,可用于肝火上炎、目赤肿痛、目珠夜痛、羞明流泪、头痛眩晕;也用于痰火郁结、瘰疬瘿瘤、乳痈肿毒、甲状腺肿大、淋巴结结核、乳腺增生症、高血压症。本品久服易伤脾胃,脾胃虚弱及气虚者不宜使用。

8. **芦根** 芦根为禾本科芦苇的根状茎。《本草经疏》云:"芦根味甘气寒而无毒,甘能益胃和中,寒能除热降火,热解胃和,则津液流通而渴止矣……火升胃热,则反胃呕逆不下食,及噎哕不止,甘寒除热安胃,亦能下气,故悉主之也。"具有凉心、凉胃的功效。主泻火、清热生津,用于热病伤津、烦热口渴、舌燥少津;清胃止呕,用于胃热呕哕;清肺止咳,用于肺热咳嗽、肺痈吐脓、痰稠口干、外感风热的咳嗽;兼清热利尿,用于热淋涩痛。

9. **地骨皮** 为茄科枸杞属植物枸杞的根皮,本品含甜菜碱,β-谷甾醇及亚油酸。此外还含桂皮酸、多种酚类物质等。地骨皮水、醇提取物对发热家兔有解热作用;本品煎剂有降血压、降血糖等作用;并有降血清胆固醇及兴奋子宫的作用;对伤寒杆菌、甲型副伤寒杆菌、福氏痢疾杆菌有较强抑制作用。《本草纲目》谓其"善去下焦肝肾虚热",主清热、清虚热、除蒸。用于阴虚潮热、骨蒸盗汗、小儿疳疾发热、内热消渴;清肺降火,用于肺热咳喘;凉血止血,用于血热妄行的吐血、衄血、咯血。

10. **青葙子** 青葙子性苦,微寒,归肝经,可明目退翳。《药性论》记载:"治肝经热毒冲眼,赤障青盲翳肿。"青葙子是中医眼科的常用药,传统上用于治疗目翳飞星一类病症,相当于玻璃体混浊、白内障前期的表现、角膜炎、虹膜睫状体炎、眩晕等。可用于免疫病患者长期服用激素所致玻璃体混浊引起的视物模糊,降低皮质激素引起的眼压增高等。同样用于干燥综合征引起的眼疾,用于目赤、目生翳膜,眼部涩滞感,可改善患者眼部症状。

(五) 化瘀药

免疫病中的小血管炎、栓塞性血管炎、坏死性血管炎以及栓塞性静脉炎,血管炎是其病理基础。活血化瘀药具有扩张血管、减轻血流淤滞、调节血管通透性、抗炎、抑制免疫等抗血管炎的作用。免疫病在辨证方面有阴虚血热,也有阳虚血寒。免疫病的活动期,以阴虚瘀热为多。常用的活血化瘀药有牡丹皮、赤芍、川芎、落得打、鬼箭羽、郁金、接骨木、丹参等。这些药以性凉、性平的为多,其中大多数药久用不会伤正,不会生火。与养阴药同用,滋阴化瘀适合于大多数免疫病之虚瘀、热瘀之症。

1. **牡丹皮** 性凉,有清热凉血化瘀的功效。含有丹皮酚及其糖苷、芍药苷、甾醇、挥发油等。传统上常用于治疗热入血分的红斑、皮疹、衄血、吐血、紫斑、紫癜等。牡丹皮能抑制自身免疫和变态反应性炎症,明显地抗皮肤血管炎,抑制关节肿胀和炎症。用于过敏性疾病,如紫癜、荨麻疹、湿疹、银屑病等,剂量宜大些;牡丹皮既能抑制凝血过程,又能抑制纤溶酶原而促进凝血过程,可防止微血栓形成。消瘀化斑、凉血止血,临床上与生地黄、鬼箭羽、槐花米等相配伍。用于免疫病红斑、皮疹、瘀点、紫斑出血。常用剂量 12～30 g,水煎服,无毒副反应。

2. **落得打** 又名积雪草。性味苦寒,有清热活血、利湿消肿功效。主要含三萜类积雪草苷、黄酮苷等成分。能抑制纤维化,促进皮肤生长、溃疡愈合。传统上用于跌仆损伤、咽喉肿痛、尿频涩痛等症。临床上常用于治疗硬皮病、皮肌炎的皮肤水肿、硬化,一些免疫病的皮肤、口腔、眼睛、阴部、指端部位的溃疡;用于治疗各种免疫病病程长而引起的肝、肺、肾、血管的纤维化。需长期服用才能有效。落得打常与接骨木、石龙芮等同用,对治疗免疫性、狼疮性肾炎的蛋白尿有一定的效果。对于肺间质改变,不论有无症状,都可使用。常用剂量为 15～30 g。无毒副反应。

3. **丹参** 为唇形科鼠尾草属植物丹参,以根入药。本品含脂溶非醌类成分丹参酮。丹参能扩张冠状动脉,增加冠脉流量,改善心肌缺血、心肌梗死和心脏功能,调整心律,并能扩张外周血管,改善微循环;有抗凝、促进纤溶、抑制血小板聚集、抑制血栓形成的作用;能降血脂。可抑制或减轻肝细胞变性、坏死及炎症反应,促进肝细胞再生,并有抗纤维化作用,能提高机体的耐缺氧能力;能促进组织的修复。加速骨折的愈合,能缩短红细胞及血色素恢复期,使网织红细胞增多;对多种细菌及结核杆菌有抑制作用;有抑制中枢神经的作用。《日华子本草》曰:"养神定志,通利关脉。治冷热劳,骨节疼痛,四肢不遂。排脓止痛,生肌长肉……止血崩带下,调妇人经脉不匀。血邪心烦,恶疮疥癣,瘿赘肿毒,丹毒。头痛,赤眼……"丹参理血活血通经,散瘀止痛。用于血热瘀滞、月经不调、痛经、经闭、产后瘀滞腹痛、胸腹刺痛、癥瘕积聚、肢体疼痛等症。又能凉血消痈,用于疮痈肿痛。清心除烦、养血安神、降血脂,用于热病伤营、心烦不寐、心悸怔忡、高脂血症、脂肪肝。

4. **郁金** 为姜科多年生宿根草本植物郁金和莪术,或姜黄,或广西莪术的块根。本品含挥发油、姜黄素等。有减轻高脂血症的作用,并能明显防止家兔主动脉、冠状动脉及其分支内膜斑块的形块;能促进胆汁分泌和排泄,并可抑制存在于胆囊中的大部分微生物;有镇痛作用;姜黄素对肝脏损伤有保护作用;能明显扩张鼠肠系膜微血管和动静脉,并影响免疫功能而表现有抗炎作用。《本草经疏》曰："郁金本属血分之气药,其治诸血证者,正谓血之上行皆属内热火炎,此药能降气,气降则火降,而其性又入血分,故能下降火气,使血不妄行也。"郁金有行气化瘀、清心解郁、利胆退黄之功。

5. 川芎　为伞形科多年生草本植物川芎的根茎。川芎性辛、温,归肝经,有活血行气、祛风止痛之功。《本草汇言》记载:"味辛性温,气善走串而无阴凝黏滞之态,虽入血分,又能去一切风,调一切气。"现代药理研究表明其有免疫抑制和抗凝的作用。① 免疫抑制:川芎嗪对淋巴细胞 DNA 的合成有明显抑制作用,能抑制活化细胞 RNA 和蛋白质的合成,说明对机体细胞免疫功能起抑制作用;并能明显抑制纤维细胞的生成和增殖,因而临床可用于治疗结缔组织病。② 抗凝、抗血栓:川芎嗪能抑制血小板聚集作用,降低血小板表面活性而活血通络;其所含阿魏酸有抗血栓作用。能治疗血管炎及缓解关节酸痛症状。川芎在方中起到活血化瘀的辅助作用。

6. 当归　为伞形科多年生草本植物当归的根。当归含有挥发油,油中主要成分为藁本内酯、正丁烯、内酯、当归酮、香荆芥酚等。另含水溶性成分阿魏酸、丁二酸、烟酸、尿嘧啶、腺嘌呤、豆甾醇- D -葡萄糖苷、香荚兰酸、钩吻荧光素等。此外,尚含当归多糖、多种氨基酸、维生素 A、维生素 B_{12}、维生素 E,及多种为人体必需的多种元素等。当归挥发油和阿魏酸能抑制子宫平滑肌收缩,而其水溶性或醇溶性非挥发性物质则能使子宫平滑肌兴奋。当归对子宫的作用取决于子宫的功能状态而呈双相调节作用。《本草经百种录》云:"当归辛香而润,香则入脾,润则补血,故能透入中焦营气之分,而为补营之圣药。"又云:"当归为血家必用之药,而《本经》无一字及于补血养血,何也? 盖气无形可骤生,血有形难速长,凡通闭、顺气、和阴、清火、降逆、生津、去风、利窍,一切滋润通利之品,皆令阴气流通,不使亢阳致害,即所以生血也。当归辛芬温润,兼此数长,实为养血之要品。"主治补血活血,止痛调经,用于妇女月经不调、经闭、痛经、跌打损伤、瘀血作痛、痹痛麻木、痈疽疮疡等症,兼具润肠通便的功效。

7. 生蒲黄　性甘、平,归肝、心经,有化瘀止血、活血定痛之功。《本草正义》曰:"蒲黄,专入血分,以清香之气,兼行气分,故能导瘀结而治气血凝滞之痛。"现代药理研究表明其具有以下作用。① 免疫抑制作用:研究表明生蒲黄有糖皮质激素样的作用,其与常见的免疫抑制剂不同,对外周白细胞没有明显影响。② 活血止血:能扩张微循环小动脉血流速度;明显抑制血小板黏附和聚集,并有抗凝血酶Ⅲ活力的作用,减轻血流淤滞状态。③ 抗炎作用:动物实验表明,生蒲黄能降低大鼠、小鼠的血管通透性,其抗炎的活性成分为原儿茶酸,且有消肿、镇静镇痛的作用。对于免疫病性血管炎,治疗上需选用既能祛瘀、又能止血、且具有免疫抑制作用的中药,生蒲黄三者俱有,是首选之药,其效果比郁金、牡丹皮、藕节、槐花米更好。此外,尚有降血脂及抗动脉粥样硬化的作用。

(六)祛风药

祛风药大多具有抗风湿、消炎止痛的作用,部分还具有提高体内皮质激素水平、抑制体液免疫的作用。祛风通络药有温通和寒通两类,针对关节炎热证和寒证的两大类。祛风药偏凉性、平性的有忍冬藤、虎杖根、岗稔根等。药性偏温的有羌活、独活、金雀根等。这些药的药性比较平和,与凉性药一起使用,一般不会生火。性热的祛风药有制川乌、制草乌等,短期使用即能生火。蛇虫类药只要没有过敏反应也是治疗关节炎的常用药。

1. **羌活** 性味辛苦温,有祛风解表、散寒止痛的功效。用以治疗风寒、风湿引起的发热、畏寒、周身关节肿痛等症。羌活具有扩张皮肤血管、发汗和明显的解热降温作用,用于感冒发热;具有抗炎镇痛作用,可抑制风湿性关节炎、类风湿关节炎的炎症反应。剂量越大,发汗解热、消肿止痛的效果越好越快。但对狼疮性关节炎、干燥综合征之关节炎阴虚内热证型者效果较差,而且服用了会加重内热和口干,这是由于中医所讲的辛温伤阴伤津的缘故;能扩张冠脉,改善心肌缺血,缩短心律失常时间。常用剂量为 12~30 g,无毒副反应。剂量大会引起发热、出汗的不适反应。

2. **金雀根** 味甘,性微温,有益气活血、祛风止痛的功效。传统上常用于体虚乏力、气短浮肿、风湿痹痛等症。金雀根对小鼠 T 淋巴细胞、B 淋巴细胞均有明显的抑制作用,同时具有抗炎、降压作用,临床应用于多肌炎、皮肌炎、硬皮病、重症肌无力等多种自身免疫病,类风湿关节炎、强直性脊柱炎、银屑病关节炎、骨关节炎等各种关节肿痛,以及狼疮性肾炎、免疫性肾病、紫癜性肾炎等肾病蛋白尿。常用剂量为 12~30 g。无明显毒副反应。

3. **独活** 《神农本草经》曰:"独活,味苦平。主风寒所击,金疮止痛,贲豚,女子疝瘕,久服轻身耐老。一名羌活,一名羌青,一名护羌使者。生川谷。"本品含挥发油、当归醇、当归素、佛手柑内酯等。本品有抗关节炎、镇痛、镇静及催眠作用,并能直接扩张血管、降血压,同时有兴奋呼吸中枢的作用。独活祛风除湿、通痹止痛,用于风湿痹痛、腰膝痛、少阴伏风头痛;散风寒、解表,用于风寒表证兼有湿邪者;兼降血压,用于高血压病。

4. **防风** 《神农本草经》曰:"防风,味甘温,无毒。主大风,头眩痛,恶心,风邪,目盲无所见,风行周身,骨节疼痹,烦满,久服轻身,一名铜芸。生川泽。"本品含挥发油、甘露醇、苦味苷、酚类、多糖类及有机酸等。有解热、抗炎、镇痛、抗惊厥的作用,防风新鲜汁对铜绿假单胞菌和金黄色葡萄球菌有一定抗菌作用,煎剂对痢疾杆菌、溶血性链球菌等有不同程度的抑制作用。善辛温解表:祛风解表,用于外感风寒所致的头痛、身痛、恶寒等症。胜湿止痛:用于风寒湿痹、风疹瘙痒、关节疼痛、四肢拘急等症。止痉:用于破伤风、角弓反张、牙关紧闭、抽搐痉挛等症。

5. **白芷**　为伞科多年生草本植物兴安白芷的根。白芷含白芷素、白芷醚、白芷毒素等;杭白芷根含 6 种呋喃香豆精和 2 种白色结晶物。小量白芷毒素有兴奋中枢神经、升血压的作用,并能引起流涎呕吐;大量能引起强直性痉挛,继以全身麻痹;白芷能对抗蛇毒所致的中枢神经系统抑制。《神农本草经》曰:"白芷,味辛温。主女人漏下赤白、血闭,阴肿、寒热,风头侵目、泪出,长肌肤,润泽,可作面脂。一名芳香。生川谷。"白芷善于辛温解表、祛风除湿、通窍止痛。用于外感风寒、感冒头痛、眉棱骨痛、鼻塞、鼻渊、牙痛、乳腺癌、脑瘤头痛。

6. **葛根**　《别录》曰:"葛根疗伤寒中风头痛,解肌发表,出汗,开腠理。"主辛凉解表、解肌退热,用于外感发热、头痛无汗、项背强痛;透发麻疹,用于麻疹初起、发热恶寒、疹出不畅;生津止渴、凉胃,用于热病烦渴、消渴;升阳止泻,用于脾虚泄泻、湿热泻痢等症;降血压,用于高血压病。可改善头痛、眩晕、颈项强痛、耳鸣、肢体麻木。

二、常用药对举隅

1. **生地黄与百合**　生地黄味甘、苦,性寒,有养阴生津、凉血清热的功效;百合味甘,性微寒,有养阴润肺、清心安神的功效。二药配对,滋而不腻,清淡而润。相得益彰,奏养阴清心、润肺安神之功;风湿免疫性疾病病程久,以阴虚证多见,临床常用生地黄、百合配伍应用,可用于系统性红斑狼疮、干燥综合征等阴虚内热症,症见余热未清、心绪不宁、心悸失眠、阴虚咳嗽等。

2. **生地与生石膏**　生地黄味甘、苦,性寒,有养阴生津、凉血清热的功效,经临床观察,生地黄对于治疗系统性红斑狼疮之红斑、紫斑、蛋白尿、发热和抑制抗体都有效果,长期使用没有不良反应。药理研究显示,生地黄具有增强肾上腺皮质功能、促进激素分泌的作用,具有抗血管内皮炎症、抑制蛋白尿等作用。生石膏味辛、甘,性大寒,有清热泻火的功效;景岳玉女煎中生石膏与生地黄配伍,以治疗肾虚内火虚热。生石膏配伍生地黄,以增强生地黄功效,临床上常用于自身免疫病系统性红斑狼疮、类风湿关节炎、干燥综合征、成人斯蒂尔病等高热的治疗,安全有效。

3. **北沙参与麦冬**　北沙参味甘、性微寒,具有养阴清肺、益胃生津之功;麦冬味甘、微苦,性微寒,具有养阴润肺、益胃生津、清心除烦的作用;沙参麦冬汤是中医经典方,为润燥剂,具有甘寒生津、清养肺胃之功效。对于自身免疫病阴虚内热之系统性红斑狼疮或干燥综合征咽干口渴,或热,或干咳少痰等有效,常作为药对广泛应用。

4. **黄芩与忍冬藤**　黄芩味苦性寒,有清热燥湿、泻火解毒的功效;忍冬藤味甘,性寒,有清热解毒、疏风通络的功效。二药均有清热解毒、通络的功效,配伍应用可增强药力。黄芩亦具有抗过敏、抗变态反应作用,忍冬藤具有免疫抑制作用,二药作为药对使用,常用于自身免疫病各种关节炎、关节疼痛、关节肿胀等的治疗,长期使用无不良反应。

5. **金雀根与接骨木**　金雀根味苦、辛,性平,有益气活血的功效,可改善系统性红斑狼疮之乏力,为我科治疗各种自身免疫病常用药,具有抑制体液免疫的作用,而不影响细胞免疫。接骨木味甘、苦,性平,有活血利水的功效,二药合用,经临床长期使用观察,对于治疗关节炎、蛋白尿和抑制抗体都有效果,并可以保护骨质,常用于自身免疫病中各种关节炎的治疗,长期使用无不良反应。

6. **莪术与牡丹皮**　莪术味辛、苦,性温,有破血行气、消积止痛的功效,在风湿免疫病中常与凉血活血药同用治疗免疫性血管炎;牡丹皮味苦、辛,性微寒,具有清热凉血、活血化瘀、退虚热等功效。莪术与牡丹皮常在自身免疫性疾病中配伍应用,药理研究表明,二药具有抗血管炎、抗凝血、抗栓塞作用,以及免疫抑制作用。长期使用对于治疗系统性红斑狼疮之弥漫性血管炎之栓塞,能消除瘀斑、紫斑、红斑,对于抑制抗体都有效果。狼疮性肾炎的病理为肾小球栓塞性血管炎,治疗必须结合抗血管炎,其中莪术、牡丹皮为必用之药,最大剂量可用至30 g,长期使用没有不良反应。

7. **鬼箭羽与水牛角**　鬼箭羽性味辛、苦,性寒,功效为破血通经、凉血活血强心,药理研究显示鬼箭羽具有扩张四肢小血管和冠状动脉、脑动脉的作用,含小量卫矛强心苷,具有弱的强心作用;水牛角味苦、咸,性寒,有清热凉血解毒之功效,主入血分,为解血分热毒之品。二药作为药对常应用于自身免疫性疾病,可增强凉血化瘀功效,常用于治疗手足微小血管炎、紫斑红斑、雷诺现象;对于狼疮性肺动脉高压应用凉血活血破瘀之品,能够很快地改善胸闷,长期使用,有降低肺动脉高压的作用。

8. **虎杖与羊蹄根** 虎杖味微苦,性微寒,具有利湿退黄、清热解毒、散瘀止痛、止咳化痰的功效;羊蹄根味苦,性寒,具有清热解毒、泻火、凉血止血、杀虫疗癣的功效。在风湿免疫病中二者合用,可增强清热化瘀功效,虎杖传统上用于治疗黄疸、风湿痹病、闭经等,羊蹄根与虎杖同类,但药力较虎杖弱,药理研究表明二药均具有免疫抑制作用,虎杖具有保肝降酶作用和升高白细胞计数的作用。苏晓常用虎杖、羊蹄根作为药对,治疗紫斑、瘀点、红斑,以及白细胞减少。二药易致滑肠便稀,有润肠通便的效果,但无腹痛反应。长期使用没有不良反应。

9. **熟地黄与山茱萸** 熟地黄味甘、性温,有养血滋阴、补精益髓的功效;山茱萸味酸涩、性微温,有补益肝肾、涩精固脱的作用;二药都有益肝肾、补精血的功效,为六味地黄丸的君药和臣药。药理研究,二药均具有促进骨髓造血功能,并都具有弱的免疫抑制作用。熟地黄具有促进肾上腺皮质功能作用,以提高体内激素水平。长期使用对于治疗狼疮性肾炎蛋白尿,系统性红斑狼疮之血液细胞减少,以及对白细胞、红细胞、血小板三系升高都有效果,并有助于小剂量激素的继续减量与抑制抗体效果。

10. **鹿角片与炙龟甲** 鹿角片性温、味咸,具有补肾壮阳、益血生精、强筋壮骨等功效;炙龟甲味咸、甘,性微寒,具有补肾壮阳、益肾健骨、养血补心等功效;药理研究显示,二药均具有促进骨髓造血功能,促进肾上腺皮质功能的作用,以提高体内激素水平,并有弱的增强免疫作用。二药均有益肾填精功效,鹿角片性温,入督脉经,为阳中之阳药,温补命门火衰;龟甲性平,入任脉经,为阴中之阴药,滋阴降火。二药用于治疗狼疮性血液细胞减少,对白细胞、红细胞、血小板三系升高都有效果,并有助于小剂量激素的继续减量;二药有助于保护骨质,可减轻长期使用激素引起的骨质疏松,长期使用没有不良反应。

11. **羌活与独活** 羌活味辛、苦,性温,有祛风化湿、散寒通络的功效,药理研究表明羌活具有良好的抗炎镇痛作用,苏晓临床用的常规剂量是 30 g;独活味辛、苦,性微温,功效祛风除湿、通痹止痛,药理研究表明其有明显镇痛作用,可引药下行,能减轻患者多关节疼痛症状,与羌活合用,增强祛风通络的疗效。苏晓指出独活临床使用中时有胃肠道反应,因此临床不适宜大剂量使用,而羌活无明显的胃肠道反应,可大剂量使用。羌活和独活在多关节炎治疗中是有效的祛风通络药对,临床效果明显。

12. **鹿角与狗脊** 鹿角性温、味咸,具有补肾壮阳、益血生精、强筋壮骨等功效;狗脊味苦、甘,性温,具有祛风湿、补肝肾、强腰膝功效;二药均入督脉或任脉二经,均有补肝肾、强筋骨、壮腰膝、祛风湿等功效。鹿角为纯阳之品,入督脉,壮督功效甚好,能消除腰脊酸冷等症状,常与狗脊合用,起到补肝肾、壮督等作用。临床若患者腰脊酸痛症状较重,主要使用鹿角片,配伍狗脊,临床效果甚好。二药合用,起到壮督脉而不是补肾阳作用。

13. **香橼与香附**　香橼味辛、苦、酸,性温,具有理气化痰、宽胸利膈的功效,其气清香,其味辛而不燥,苦而不降,酸而不收;香附味辛苦性平,是疏肝理气、行气开郁之要品,配合香橼以疏肝行气解郁,增强疗效;自身免疫病患者经常服用非甾体抗炎药、激素等控制病情,这些药物往往会损伤胃肠道,产生较大不良反应。再者,诸多中药药性苦寒,易损伤脾胃阳气,使脾胃运化功能失调,患者就会出现胃脘痞满、纳呆、嗳气、恶心呕吐等表现。脾胃为后天之本,气血生化之源,故苏晓在处方中会使用顾护脾胃的药对,如香橼、香附配伍佛手、陈皮、半夏、白豆蔻等药对来理气和胃、调和药性。

14. **虎杖与红藤**　虎杖微苦,微寒,祛风利湿,散瘀定痛,止咳化痰,临床上用于关节痹痛、湿热黄疸、水火烫伤、跌扑损伤、痈肿疮毒、咳嗽痰多等;红藤味苦,性平,具解毒消痈、活血止痛、祛风除湿功效,临床上用于跌打损伤、风湿痹痛、腹痛等。对于自身免疫病相关的关节肿痛,临床应用中二药配伍使用,清热解毒、活血祛瘀的效力尤甚,常用于关节肿痛明显的多关节痛治疗中,临床效果明显。

15. **石膏与知母**　石膏,味辛、甘,性寒,生石膏清热降温、生津止渴;辛以发散,解肌透表寒以清热,泻火除烦,甘以生津,缓热止渴。知母味苦,性寒,有清热降火、滋阴润燥的作用;知母苦寒泻火而不燥,甘寒质润滋阴而不腻,以清润为长。石膏与知母配伍,出自《伤寒论》中的白虎汤,是治疗热在气分的重要药对,在我科自身免疫病治疗中,常用于免疫病发热,如系统性红斑狼疮、硬皮病、成人斯蒂尔病、白塞病、急性免疫性腮腺炎、儿童风湿病等病的发热,临床取得明显疗效。并常用于干燥综合征的治疗中,二药配伍,增清热泻火之功,且滋胃润燥不伤阴。

16. **黄连与黄芩**　黄芩苦寒,苦能燥湿,寒能清热,为清泻实火、清热燥湿的常用药物;黄连大苦大寒,为泻实火、解热毒、燥湿热的要药。二药皆为苦寒之品,黄连清热偏于清心胃之热,燥中焦胃肠湿热,黄芩清热则偏于清肺胆之热。黄芩与黄连相伍,则能明显增强清热燥湿作用,治疗各种免疫病如系统性红斑狼疮、干燥综合征、白塞病之口干、口腔溃疡、眼损害、葡萄膜炎、虹膜炎等,对于溃疡性结肠炎、免疫性肝病之腹痛、腹胀、腹泻、黄疸,以及各种红斑、皮疹、湿疹、过敏性紫癜等各种免疫性、过敏性疾病。

17. 生地黄与石斛 生地黄味甘、苦,性寒,功效养阴生津、凉血养血;药理研究显示生地黄有调节免疫、抗炎和降温作用。石斛味甘性凉,功效养胃生津、滋阴清热;药理研究显示石斛有促进腺体分泌的作用。生地黄和石斛在阴虚之体的自身免疫病中常配伍使用,治疗干燥综合征、系统性红斑狼疮之唾液腺、泪腺分泌减少而口干、眼干、咽干、便干之症;能使处于亢进状态的代谢功能和过高的内分泌功能引起的阴虚内热的病情恢复正常。

18. 赤芍与牡丹皮 赤芍味苦性凉,功效清热凉血、活血散瘀,牡丹皮味辛苦、性凉,功效亦为清热凉血、活血散瘀,二药功效相似,合用有增强清热凉血活血之功效;药理研究显示二药均有免疫抑制作用,在治疗自身免疫疾病,抑制抗体及抑制炎症时,二药得到广泛应用,对于血管炎和紫癜紫斑:包括免疫病之血管炎紫癜紫斑、过敏性紫癜、血小板减少性紫癜等临床应用广泛,同时对于关节炎症、肿胀,都有明显的抑制作用。

19. 石菖蒲与远志 石菖蒲味苦性温,功效化痰开窍,有镇静抗惊厥的作用;远志味苦辛、性温,功效安神,有镇静的作用;远志、石菖蒲伍用,名曰远志汤,出自《圣济总录》。二药配伍用于治疗心血虚弱、精神恍惚、心神不安、健忘、失眠等症,凡属神经衰弱、眠差、记忆力减退者用之确有实效。自身免疫病患者多数长期服用激素,有失眠、健忘等副作用的出现,根据患者临床表现,复方中使用石菖蒲与远志药对,与其他安神药配伍应用,可增强助眠功效。

20. 制半夏与茯苓 半夏味辛性温,具有燥湿化痰、降逆止呕、消痞散结的功效,茯苓甘淡平,甘则能补,淡则能渗,平则无寒热之偏,有利水渗湿之功,脾为后天之本,气血生化之源,喜甘而恶湿,茯苓甘以补脾,淡渗以健脾,为健脾补中良药;二药配伍,燥湿化痰、和胃化饮的作用增强。痰湿咳嗽,配伍陈皮、甘草;胃痞、胃脘痛,配伍砂仁、枳壳、陈皮等;在风湿免疫病的治疗中,可用于水肿及痰饮内停等症状,常常配伍应用。

21. 茯苓与猪苓 茯苓味甘、淡,性平,功效利水化湿、健脾和中、宁心安神,主治水肿、痰饮、脾虚泄泻、心悸、失眠;猪苓味甘、淡,性平,功效利水渗湿,主治水肿、小便不利、泄泻。茯苓、猪苓为利水渗湿治水湿内停的要药,水湿内停的小便不利、水肿常用。如《伤寒论》五苓散中二药配对使用,利水渗湿,温阳化气;临床应用中,茯苓兼健脾益气,宁心安神,能利能补,使利水不伤正,补益不留邪,是利水、健脾的佳品。猪苓无补益之性,但渗利水湿作用较茯苓强,二药配伍,扶正祛邪兼顾,利水渗湿之力增强。在自身免疫病狼疮性肾炎引发水肿及急慢性肾炎、肾病综合征等疾病中常配对使用。

22. **路路通与海风藤** 路路通性平,味苦微涩,通行十二经,功效疏肝理气、通络利水,在风湿免疫性疾病中主治风湿痹痛,可除湿,又有通络止痛之功,常作为引经药,引入四肢关节。海风藤味辛苦,性微温,功效祛风湿、通经络,主治风湿痹痛、关节酸痛、筋脉拘挛等病症。二药配对应用,可增强通经络的功效,常用于治疗类风湿关节炎、骨关节炎、脊柱关节炎、膝骨关节炎、结缔组织病引起的关节肿胀、疼痛。

23. **威灵仙与葛根** 威灵仙味辛性温,功效祛风除湿、通络止痛,主治风湿痹痛、筋骨酸痛等病症;葛根味甘、辛,性平,功效解肌退热、透疹、生津、升阳止泻,有解痉作用,用于风湿免疫性疾病项背僵痛的治疗,威灵仙与葛根同用,增强通络止痛的疗效,临床用于治疗各种关节炎、关节肌肉酸痛,尤其对项背板滞僵痛、坐骨神经痛等可缓解症状。

24. **酸枣仁与柏子仁** 酸枣仁味甘、酸,性平,功效养心安神、益阴敛汗;柏子仁味甘、辛,性平,功效养心安神、润肠通便;二者均具有养心安神的作用,酸枣仁镇静催眠,对于阴虚、肝血不足、气血不足、心脾两虚等失眠应用较多;柏子仁治疗健忘失眠心悸,与酸枣仁配对使用,能够起到养肝明目、宁心安神、润肠通便、敛汗的功效,对于惊悸怔忡、虚烦不眠的患者可以起到明显的治疗效果,我科常用于长期激素治疗的自身免疫病患者的失眠健忘等中药复方中。

25. **龙骨与牡蛎** 龙骨性平,味甘、涩,具有平肝潜阳、镇静安神、收敛固涩的功效;牡蛎性微寒、味咸,具有重镇安神、潜阳补阴、软坚散结的功效。二药配伍使用,首见于《伤寒论》之“桂枝甘草龙骨牡蛎汤”。在风湿免疫性疾病中,常用于患者有眩晕耳鸣、惊悸失眠、自汗盗汗等症。龙骨、牡蛎相须为用,龙骨入手少阴心经,牡蛎入足少阴肾经。具有养阴摄阳功效,既能增强安神固涩作用,又能增强潜阳固精疗效,使阴阳平和,阴平阳秘,增强人的体质。

26. **牡丹皮与郁金** 牡丹皮味辛、苦,性凉,功效清热凉血、活血散瘀;郁金味辛、苦,性凉,功效凉血清心、祛瘀止痛、行气解郁、利胆退黄;二药均有凉血活血功效,临床配伍应用于风湿免疫性疾病中,具有抑制体液免疫、抗变态反应作用,又有抗凝、抗血栓作用,对自身免疫病所致的栓塞性血管炎有疗效;对于抗心磷脂综合征、弥漫性血管炎,也是最适宜的药对应用,在系统性红斑狼疮治疗中常常配伍应用,增强活血凉血功效。

27. **麦芽与谷芽** 麦芽味甘,性平,功效消食和胃;谷芽味甘、性平,功效消食开胃、健脾和中;二药都含有消化酶和B族维生素,合用增强消食和胃疗效,并有降糖及保肝作用,常用于自身免疫病长期服用激素及免疫抑制剂患者症属消化不良、胃脘胀闷者,同时发挥控糖及保肝作用,临床应用较为广泛,无不良反应。

28. **生地黄与玉竹** 生地黄味甘、苦,性寒,有养阴生津、凉血养血功效;玉竹味甘、性平,有滋阴养胃、生津润燥功效;二药均有养阴生津功效,药理研究表明,生地黄有抑制体液免疫的作用,同时有保肝降糖作用;玉竹用于滋养肺胃之阴,能使唾液、胃液、肠液分泌增多,改善口干、便干。临床上生地黄、玉竹作为药对配伍引用,加强生津作用,常用于治疗干燥综合征唾液分泌减少而出现的口腔干燥,治疗表现为舌红、脉数等阴虚内热证的风湿免疫病患者。

29. **鸡血藤与海风藤** 鸡血藤味苦,性甘温,功能为补血、活血、通络;海风藤味辛、苦,性微温,有祛风湿、通经络、止痹痛功效,用于风寒湿痹、肢节疼痛、筋脉拘挛、屈伸不利。二药合用,祛风湿止痛力增,用于风湿痹阻、脉络不和者效佳。用于治疗风湿入络、脉络不和、气血闭阻、肢体麻木、疼痛等,常用于风湿免疫病引起的各种关节疼痛、麻木、晨僵等,临床效果明显。

30. **白芍与赤芍** 白芍味苦、酸,性微寒,具有平抑肝阳、柔肝止痛、敛阴养血的功效;赤芍味苦,性寒,有凉血活血、清热解毒、散瘀止痛的功效。赤芍和白芍同时入药,可以增强活血化瘀、补血的效果,一散一收,一泻一补,共奏清热凉血、活血化瘀、养血和营、柔肝止痛之功;赤芍属于清热凉血类的药物,白芍属于补气类的药物,赤芍具有清热凉血、活血化瘀的作用,白芍具有缓急止痛、补血、平抑肝阳、止汗的作用,血虚以及血瘀所引起的病症可以使用赤芍和白芍一起配伍,对于瘀血病症所引起的虚证也有一定的治疗作用。临床常用于缓解疼痛、阴津亏虚之口干舌燥,以及痹病、胃痛、痛经等。

三、自拟经验方

1. **风免一号方** 组成:生地黄30 g,生石膏30 g,忍冬藤30 g,黄芩30 g,苦参30 g。

苏晓基于《内经》"邪入于阴则痹"以及朱丹溪"阳常有余,阴常不足"的理论指导,结合系统性红斑狼疮病机病理,提出系统性红斑狼疮以"虚"立论,阴虚为主,水不养火,肾火易动,内火升浮燔灼,耗伤阴血。阴虚血热,瘀热痹阻,血脉瘀滞,经脉不舒。真阴不足为本,瘀热为标,本虚标实。治疗上确定了以"养阴清热、凉血通络"为治疗大法。方中生地黄最早记载于《神农本草经》上品,曰:"干地黄一名地髓。味甘寒……填骨髓,长肌肉……除痹……无毒。"其药性甘、苦、寒。归心、肝、肾经,功效清热凉血、养阴生津。甘寒能养阴,苦寒可泄热,入营血分,为清热凉血、止血之要药,其入肾经而滋阴降火,养阴津而泄伏热。《本经逢原》曰:"干地黄,内专凉血滋阴,外润皮肤荣泽,病人虚而有热者宜加用之。戴元礼曰,阴微阳盛,相火炽强,来乘阴位,日渐煎熬,阴虚火旺之症,宜生地黄以滋阴退阳。"生地黄的药理作用主要包括① 调节免疫功能:生地黄主要含甾醇类和多糖类成分。其多糖类成分能增强细胞免疫功能,其甾醇类成分能下调体液免疫。② 保护肾上腺网状带的萎缩:生地黄可防止由于长期服用类固醇激素而引起的皮质萎缩,减少类固醇激素的副作用,并且延缓肝细胞对皮质醇的分解代谢。③ 抗炎、降温:生地黄可扩张血管,降低毛细血管通透性,抑制血管内皮炎症。生地黄还可抑制体温中枢,具有较好的降低体温作用,使代谢亢进引起的阴虚内热病情恢复正常,从而改善患者的畏热感觉,有效改善患者体征。于震等研究证明生地黄具有升高白细胞计数的作用。苗明三等证明生地黄具有促进淋巴细胞转换作用。此外,生地黄还具有降压、保肝、降糖、扩血管作用。

生石膏、忍冬藤为臣药,生石膏助生地黄清热凉血,忍冬藤助生地黄清热通络,改善关节症状,生石膏具有退热、消炎、补钙、降糖作用,生石膏可通过调节体温中枢下丘脑和影响免疫系统从而降低体温。忍冬藤具有抗炎、免疫调节、降压降脂作用。黄芩味苦、性寒,归肺、胆、脾、胃、大肠、小肠经,功效清热燥湿、泻火解毒、止血、安胎。其泻火作用,既能泻上焦心肺之火,又能泻中焦脾胃之火,对肝胆之火、六腑之火也有作用。《本草正》曰:"枯者清上焦之火,消痰利气,定喘咳,止失血,退往来寒热,风热湿热,头痛,解瘟疫……尤祛肌表之热,故治斑疹。"

黄芩、苦参均能清热燥湿。黄芩可凉血解毒;苦参可祛风利尿,有利于皮疹、水肿等的改善。苦参具有细胞毒、抗病原体、利尿作用。黄芩的药理作用主要包括:① 抗炎、抗过敏、抗变态反应、保护骨质作用:其有效成分黄芩素对关节炎继发骨损害有保护作用,能抑制骨质的退化和破坏。其有效成分黄芩素、黄芩苷和其他酮类成分能抑制肥大细胞酶激活系统对过敏介质 SRS－A 和组胺的释放,抑制过敏反应。② 解热:其有效成分有显著解热降温作用。王艳春等研究发现,黄芩中分离出的类黄酮对多形核细胞、单个核细胞和淋巴细胞有不同作用,可能与黄芩的抗炎和抗过敏作用有关系,也显示这些成分有可能成为新的抗炎或免疫抑制药物。杨巧芳等的研究表明黄芩可从不同环节阻断花生四烯酸通路,抑制细胞因子的分泌、释放和核因子的转录活性,抑制一氧化氮和某些黏附分子的合成。此外,黄芩具有保肝利胆、降压、降脂、抗凝、抗氧化作用。

2. 散寒祛湿方 组成：威灵仙 30 g，五加皮 30 g，岗稔根 30 g，金雀根 30 g。

类风湿关节炎属中医学痹病范畴，以肢体关节疼痛、肿大、屈伸不利，甚至僵硬变形为主要临床表现，属尪痹、骨痹、历节风、鹤膝风等范畴。《素问·痹论》云："风寒湿三气杂至，合而成为痹"，概括了本病的病机。散寒祛湿方是我科的经验方。其中威灵仙味辛、性温，能祛风除湿，通络止痛；五加皮味辛、苦，性温，能祛风湿、壮筋骨；岗稔根味甘、微酸，性平，能祛风除湿、通络止痛；金雀根味甘、微辛，性平，有活血通络的作用；四药合用，共奏祛风除湿通络之功。

现代药理学表明，威灵仙醇提取物有消炎作用，它能抑制一组与炎症产生有关的酶的作用。这些酶包括：环加氧酶-1（COX-1），环加氧酶-2（COX-2），磷脂酶 A2（PLA2），5-脂肪氧化酶（5-LO），12-脂肪氧化酶（12-LO）。PLA2 催化自由花生四烯酸从细胞膜释放，由 12-LO 和 COX 催化其进一步代谢形成一系列重要的炎症介质，引起炎症和疼痛的产生及血管膨胀，抑制这些酶的活性就可以抑制这些炎症因子的生物合成，进而阻止炎症和疼痛的产生，松弛血管平滑肌。威灵仙总皂苷具有显著抗炎、镇痛作用，它能明显延长小鼠热板痛阈时间，减少醋酸致小鼠扭体次数，减轻二甲苯致小鼠耳肿胀程度，威灵仙总皂苷对大鼠鸡蛋清诱导的足肿胀及棉球诱导的大鼠肉芽肿均有显著的抑制作用。五加皮根皮乙醇提取液对大白鼠的蛋清性及甲醛性关节炎均表现抑制作用，但对被切除肾上腺的大白鼠无此作用，此外，亦能降低家鼠的血管通透性。岗稔根能镇痛，且可提高大鼠痛阈以及松弛肌肉痉挛性疼痛的作用，是我科的经验用药。金雀根，现代药理学证实其有免疫抑制作用，对 T 淋巴细胞、B 淋巴细胞均有显著的抑制作用，亦有抗炎作用。其水煎剂对大鼠甲醛足肿胀有明显的抑制作用，能减少渗出期水肿程度；显著抑制小鼠毛细血管通透性及肉芽增生。抑制前列腺素合成是其抗炎的机制之一。

3. 养阴清热活血方 组成：生地黄 30 g，丹参 30 g，接骨木 15 g，猫爪草 15 g，积雪草 9 g。

生地黄味甘、苦，性寒，归心、肝、肺经，养阴生津，凉血养血；猫爪草味苦、辛，性平，归肝、肺经，清热解毒，化痰散结；积雪草味苦，性寒，归肝、脾、肾经，活血消肿、清热利水；接骨木味甘、苦，性平，归肝经，活血通络，祛风利水；丹参味苦，性凉，归心、肝经，活血祛瘀，养血安神；五药合用，共奏养阴清热、活血利水之功。

生地黄，又名干地黄，为玄参科植物地黄的块根。首载于《神农本草经》上品："干地黄一名地髓。味甘寒……填骨髓，长肌肉，作汤，除寒热积聚，除痹。生者尤良。久服轻身不老。"性味甘寒，具有养阴清热、凉血生津的功效；含生地黄的著名方剂有清营汤、犀角地黄汤、六味地黄丸、增液汤等。现代药理学研究表明,生地黄具有以下作用。

① 调节免疫功能:生地黄能明显提高淋巴细胞 DNA 和蛋白质的合成,使低下的细胞免疫功能增强,能保护由于使用了环磷酰胺和地塞米松而引起免疫抑制的机体。也有报道称生地为主的增液汤能使亢进的体液免疫下降,具有免疫抑制作用,其有效成分为甾醇类。马健等观察了用生地黄对小鼠糖皮质激素过剩的"阴虚"模型腹腔巨噬细胞 Ia 抗原表面活性的影响,认为"阴虚"模型小鼠腹腔巨噬细胞对干扰素-γ诱导的 Ia 抗原表达明显高于正常对照组,生地黄(24～100 mg/kg·d)可明显抑制巨噬细胞表面 Ia 抗原表面水平,降低其抗原能力,从而提示了生地黄具有一定的免疫抑制作用。② 降低蛋白尿、改善肾功能:章永红采用 SD 系雄性小鼠静脉注射嘌呤霉素氨基核苷制成肾病模型,治疗组从造模前用地黄水提取液(10%)灌胃给药(1 mL/200 g),每日 1 次,连续 2 周,结果可明显降低小鼠尿蛋白的排泄,能改善肾小球上皮细胞足突融合等病理变化,从而改善肾功能。汤依群等发现地黄浸膏能有效保护缺氧大鼠肾线粒体的呼吸产能功能,且呈剂量依从关系,说明地黄有明显的肾缺血保护作用。③ 对垂体-肾上腺皮质轴功能和形态的影响:药理实验显示,同时用生地黄(3 g/kg)与地塞米松(0.05 mg/kg)给家兔灌胃,能对抗单用地塞米松引起的皮质醇浓度的下降,且水平有显著的提高,病理观察亦表明,两药联合使用对兔的垂体和肾上腺皮质形态学无明显改变,可见生地黄能够减轻糖皮质激素对兔垂体-肾上腺皮质系统功能和形态的影响。生地黄能使受地塞米松抑制的血浆皮质醇浓度升高,起到防止由于长期服用类固醇激素而引起皮质网状带萎缩的作用,与类固醇激素同用,能减少该类激素的副作用,并能延缓肝细胞对皮质醇的分解代谢。④ 保护胃黏膜:李林等观察了干地黄煎剂和提取物 A 对保护胃黏膜的作用,认为干地黄对胃黏膜的快速保护作用可能与胃黏膜内辣椒辣素敏感神经元传入冲动增多有关。

丹参,是唇形科植物丹参的干燥根及根茎,最早见于《神农本草经》,并被列为上品。其味苦,性微寒,归心、肝二经,具有活血通络、祛瘀止痛、凉血消痈、除烦安神等功效,《妇人明理论》记载:"一味丹参,功同四物。"现代药理学研究表明,丹参具有以下作用。

① 改善肾功能:通过在 HCA 保存液中加入丹参低温保存狗肾脏,观察狗肾的组织和超微结构变化,结果表明实验组肾小管上皮细胞变性数 12 h、24 h、36 h 均少于对照组($P<0.05$),细胞坏死数 24 h,36 h($P<0.05$);肾组织超微结

构保存 12 h,两组有轻度区别,24 h 差异较明显,36 h 差异显著,提示丹参有较好的抗缺血性肾损伤的作用。王巍巍认为丹参对关木通浸膏所致的慢性马兜铃酸肾损害大鼠模型具有一定的肾保护作用,可明显改善大鼠贫血状态、降低 Scr,减少 24 h 尿蛋白的排出及尿 NAG 酶的分泌;并能减轻马兜铃酸诱导的肾小管间质病变的发生发展。孙兴旺等研究发现丹参酮ⅡA磺酸钠能抑制人肾间质纤维化来源的成纤维细胞体外增殖,可能是通过抑制细胞中 *cyclin E* 基因的表达,从而延长细胞周期实现的,这种显著抑制作用可能是其治疗肾间质纤维化的机制之一。林艳红认为丹参是通过抑制 P-选择素和细胞间黏附分子-1介导的中性粒细胞的浸润而发挥对肾损伤的保护作用的。② 对血液系统的作用:改善微循环。实验证明丹参有增加微循环血流的作用。在体外循环中,丹参酮ⅡA磺酸钠可保持红细胞正常形态。丹参能使流动缓慢或瘀滞的血细胞加速流动,并在不同程度上使聚集的血细胞发生解聚。抗凝血及抗血小板凝聚作用:蒋丹的实验证明丹参对多种凝血因子有抑制作用,同时能激活纤溶酶原-纤溶酶系统,促使纤维蛋白溶解。丹参煎剂能抑制肾上腺素所诱导的人血小板聚集。丹参亦能提高血小板内 CAMP 的含量。

接骨木,又名陆英、扦扦活,为忍冬科接骨木属植物,接骨木的药用历史悠久,始载于《唐本草》,其根及根皮、茎叶、花朵均供药用。接骨木性味甘、苦、平,无毒;具有活血通络、祛风利水之功效。《上海常用中草药》记载:"治肾炎水肿,接骨木三至五钱,煎服。"现代药理学研究表明,接骨木具有以下作用。

① 对免疫功能的影响:从接骨木中提取的花青素可通过促进细胞活素的产生以增强人体免疫功能,从而保护人体增强抗病能力。灌胃给予正常小鼠 12.5 mg/kg 接骨木果实油,发现对其体内的淋巴细胞转化有较强的刺激增殖作用,对被环磷酰胺抑制的淋巴细胞转化率也有较强的恢复作用,与对照组相比差异极为显著,该实验证明了接骨木果实油具有活化淋巴细胞、提高机体免疫功能的作用。② 抗炎、镇痛作用:选用小鼠甩尾试验和慢性甲醛致痛模型,对矮接骨木根的提取物进行实验,结果表明其镇痛和抗炎活性明显优于水杨酸。③ 防治肝损伤:熊筱娟经研究发现,皮下注射 15 mg/kg 陆英中提取的乌索酸连续 5 日,能使急性肝损伤大鼠血清 SGPT 及肝甘油三酯显著下降,血清甘油三酯、β2脂蛋白及肝糖原含量增加,肝细胞变性、坏死明显减轻。证实乌索酸对实验性肝损伤有明显的保护和治疗作用。

积雪草,又名地钱草、落得打,为伞形科积雪草属植物积雪草的干燥全草,始载于《神农本草经》,其味苦、性寒、无毒,有活血消肿、清热利水的功效。现代药理学研究表明,积雪草具有以下作用。

① 调节免疫:在 5 种剂量下,碳清除法、抗体滴定法和环磷酰胺免疫抑制法实验结果均显示,积雪草苷可以显著增加吞噬细胞指数和白细胞数目,呈现剂量依赖性。② 对下丘脑-垂体-肾上腺轴的影响:陈瑶发现积雪草总苷各剂量组血浆 ACTH 水平不同程度增加,积雪草总苷可作用于下丘脑-垂体-肾上腺皮质轴(HPAA),不同程度提高 ACTH 的水平,并对下丘脑促肾上腺素皮质激素释放激素(CRH)和糖皮质激素有影响。③ 对纤维细胞合成的影响:谢举临研究了积雪草苷对纤维细胞核 DNA 合成和胶原蛋白合成的影响,发现积雪草苷可以影响成纤维细胞的超微结构,表现为核分裂象较少,核仁变细小或缺失,使成纤维细胞的增殖变得不活跃,合成和分泌蛋白的活性能力减弱。积雪草苷还可以抑制成纤维细胞的增殖和胶原蛋白的合成。④ 治疗肾炎:积雪草是治疗慢性肾炎和狼疮性肾炎的常用药,常与接骨木同用。长期服用能降低蛋白尿,对肌酐、尿素、尿酸的下降也是有效的药物。对肾脏部分纤维化、硬化型狼疮性肾炎,积雪草能抑制纤维增生,对延缓病情是有利的。长期服用皮质激素的患者,皮质激素能促进纤维增生,积雪草与之配合同用,可能会延缓肾脏纤维化的演变。⑤ 保护胃黏膜:近几年有许多研究证实积雪草对胃溃疡有治疗作用,积雪草通过加强黏膜的自身阻碍以及减少自由基的损害来抗乙醇对小鼠所致的胃黏膜损害,通过增加黏蛋白和糖蛋白的分泌,而发挥抗溃疡作用。⑥ 护肝作用:明志君发现积雪草总苷能改善肝功能并且肝组织病理学检查显示具有抗肝纤维化作用,可知积雪草总苷对二甲基亚硝氨诱导的大鼠慢性肝纤维化具有良好的治疗作用。马葵芬也报道了积雪草酸对化学损伤原代培养大鼠肝细胞有保护作用。

猫爪草,为毛茛科毛茛属植物小毛茛的块根,是 20 世纪 50 年代河南信阳地区新发现的一种治疗结核的良药,历代本草中未见记载,其名始见于《中药材手册》。其味苦、辛,性平,具有清热解毒、化痰散结的功效。现代药理学研究表明,猫爪草具有以下作用。

① 对免疫功能的影响:张振凌用环磷酰胺造模法制作免疫抑制小鼠模型,灌胃给药,观察和比较猫爪草多糖、皂苷对其腹腔巨噬细胞吞噬功能、溶血素形成以及外周血 T 淋巴细胞数的影响,结果显示猫爪草多糖、皂苷可使吞噬百分率、吞噬指数显著升高;猫爪草多糖、皂苷可显著促进溶血素的形成并提高外周血中 T 淋巴细胞数。② 抗肿瘤:王爱武报道猫爪草皂苷及多糖对肉瘤 S180、艾氏腹水瘤 EAC 及人乳腺癌细胞株 MCF27 的 3 种肿瘤细胞株的生长和集落形成均有不同程度的影响,皂苷给药量与抑瘤率和集落形成明显呈正相关关系。

4. 养阴活血生津方　组成：生地黄 30 g，玄参 30 g，五味子 15 g，川芎 12 g，青葙子(包)30 g，生蒲黄(包)18 g。

干燥综合征的病变脏腑以肝肾为本，肝肾病变以阴虚为主，从上可知，精血亏虚是内燥的根本，口眼干燥是其表象。津液损伤或输布障碍，造成机体津液绝对或相对不足所致，并与女性本身的生理特点有一定相关性。阴液亏虚、血瘀津滞和燥热内盛，三者相互交错，相互影响。阴虚津亏、精血枯涸或津液失于敷布导致脏腑孔窍失润，故阴虚为本。在其病理演变过程中，阴津亏虚是基本的病理基础，瘀血为标。《金匮要略》曰："病人胸满，唇痿舌青，口燥，但欲漱水不欲咽，无寒热，脉微大来迟，腹不满，其人言我满，为有瘀血也"，最早提出了瘀血致燥的病机。叶天士说："(燥邪)延绵日久，病必入血分。"《血证论》也说："有瘀血，则气为血阻，不得上升，水津因不得随气上升。"又说："瘀去则不渴。"阴虚生内热，内热伤津耗液，津亏致血瘀、热蕴致血瘀，燥、热、瘀相互交结。因此，干燥综合征患者多为素有阴虚体质或年迈津亏，或大病久病之人，外感燥热、温毒邪气，致使津液内耗，阴液不足，虚热内生，瘀血阻滞，燥热乃炽，日久而发为本病。故在治疗上，早期重视阴虚、津亏、血瘀，是治疗的关键。故治疗不能一概以生津润燥而论，尚须灵活变通。

养阴活血生津方是苏晓多年治疗干燥综合征的经验处方，主要由生地黄、玄参、五味子、川芎、青葙子、生蒲黄等组成，具有养阴生津、活血通络之功，适用于原发性干燥综合征阴虚血瘀津亏证，及各种原因引起的非干燥综合征的口干症及干眼症等。本研究结果表明，本方具有抑制免疫反应、促进腺体分泌的作用；临床应用中未发现明显的毒副反应。

生地黄性苦、寒，归心、肝、肺经，具有清热凉血、养阴生津止渴之效。《神农本草经》云"逐血痹，填骨髓，长肌肉"；《珍珠囊》有"凉血、生血，补肾水真阴"的记载；《本草经百种录》说它"长于补血，血补则阴气得和而无枯燥拘牵之疾矣"。现代药理研究表明其作用有：① 降温退热：能抑制体温中枢，长期使用能起到消退低热和清除内热的养阴清热功效；② 促进腺体分泌：其所含的黏多糖成分能促进唾液腺、胃腺、肠腺分泌增强，起到生津、养胃、润燥的功效，增加唾液，软化大便；③ 调节免疫功能：生地黄对免疫功能的调节作用，表现在降低增加的免疫球蛋白和抗体，抑制体液免疫，不影响细胞免疫功能，或使细胞免疫功能缓慢增强，成为治疗免疫性疾病阴虚内热型的主要用药；④ 提高体内皮质激素水平：生地黄能提高肾上腺皮质功能，而能使体内皮质醇水平增高，并能使口服泼尼松的患者逐渐减少用药量，其所含的甾体类成分能减少服用激素时的副作用，保护肾上腺皮质。此外，生地黄还有抗血管炎、抗关节炎、抗炎消肿、增强造血祖细胞的增殖、调节糖代谢紊乱及生理性高血糖状态。生地黄为方中主药，且是一味治本的药物。

玄参味苦、甘、咸，性寒，归肺、胃、肾经，有清热凉血、滋阴解毒、明目、凉血行血之效。《别录》云"下水，止烦渴"；《本草纲目》记载其有"滋阴降火，解斑毒，利咽喉，通小便血滞"之功；《神农本草经》称其"补肾气，令人目明"，因此玄参还可明目。

纵观本方：治以养阴清热、生津活血为主，选药多为入肝肾经之甘、苦、寒性药为主，补益肝肾阴之不足为主，固本求源；同时配伍辛、温之品行血化滞；甘寒之中佐以少量辛温，又可防止甘凉滋腻；活血行血中兼顾酸收，使行而不散，敛而不滞。其中，生地黄、玄参尚能调节机体免疫功能，为大家公认的免疫型中草药，是一种免疫抑制调节剂，二者常配伍应用，起到协同作用。全方使虚热退，津液复，血自行，且共奏免疫调节的重要作用。

5. 补肾通络方　难治性类风湿关节炎属"尪痹"范畴，我们在临床上观察发现其多由肝肾亏虚日久，复感寒湿之邪重，筋骨失养，肢节痹阻，肝肾亏虚为本，寒湿痹阻为标，属本虚标实之证。据此确定以补益肝肾、散寒除痹为治疗大法。

组成：淫羊藿 30 g，杜仲 15 g，金雀根 30 g，五加皮 30 g，岗稔根 30 g、威灵仙 30 g。

本方以淫羊藿、杜仲为君药。淫羊藿，入肝肾经，功擅补肾助阳，祛风除湿。《草本备要》言其"补命门，益精气，坚筋骨，利小便"。杜仲，入肝、肾二经，具有补肝肾、壮筋骨的功效。金雀根、五加皮为臣药，祛寒除湿，佐以岗稔根、威灵仙疏经通络，诸药合用，共奏补益肝肾、散寒除痹之功。五加皮，《神农本草经》云："五加皮，味辛，温，主治心腹疝气，腹痛，益气，治躄，小儿不能行，疽疮，阴蚀。一名豹漆。"具有补益肝肾、强筋骨、祛风除湿的作用。威灵仙，味辛咸，性温，入膀胱经，有祛风湿、通经络、消痰饮、散癖积、软鱼骨等功效，《本草正义》记载："威灵仙，以走穿消克为能事，积湿停痰，血凝气滞，诸实宜之。"可见威灵仙性猛善走，祛风湿，通行十二经络。岗稔根，又名山稔根、桃金娘，味甘、微酸，性平，能祛风除湿、通络止痛，主治风湿痹痛。金雀根，别名野黄芪，味苦、辛，性平。有活血通脉，调经，清肺益脾，补肾益气，祛风除湿等功能。全观以上药物，方中以淫羊藿、杜仲为君药，补肝肾，强筋骨，祛风除湿；金雀根、五加皮益气通络为臣药，威灵仙、岗稔根祛风通络为佐使药，诸药合用，以显补肾通络之功。现代药理研究进一步佐证了补肾通络方的药效学基础。

淫羊藿：淫羊藿含有多种有效成分，淫羊藿苷类黄酮化合物为其主要有效成分,此外含有生物碱、木脂素、多糖和微量元素、酚苷类、有机酸、紫罗酮类和苯乙醇苷类等,有着丰富的药理作用,其中在对免疫系统的作用,模型组小鼠体重和脾脏指数与正常组和治疗组相比显著减少,表明淫羊藿总黄酮对免疫功能低下小鼠有良好免疫促进作用。多糖是淫羊藿中重要的天然有效成分,具有促进机体免疫功能,增加白细胞和淋巴细胞数,提高淋巴细胞转化率和巨噬细胞活性,诱生干扰素等作用;对骨代谢的影响:淫羊藿可促进成骨细胞的增殖,实验研究表明,淫羊藿的抗骨质疏松作用部分是通过刺激成骨细胞增殖而实现的。淫羊藿提取液对分化成熟的破骨细胞无明显影响,但可抑制骨髓细胞诱导破骨细胞的形成,从而减少破骨细胞的产生,具有间接或直接增加骨形成的作用。此外还有抗炎、抗病毒等药理作用。

杜仲:杜仲含有多种成分,有木脂素类、苯丙素类、环烯醚萜类、杜仲胶、多糖等,有多种药理作用,对免疫系统有影响,给小白鼠腹腔注射杜仲叶20%和50%的乙醇提取物,可明显增强小白鼠脾淋巴细胞转化功能及腹腔巨噬细胞的吞噬功能,而对正常小鼠脾抗体形成细胞无明显影响;对骨细胞有增殖作用,实验表明杜仲中极性大的部位可能含有直接作用于成骨细胞的活性成分,此外还有抗炎、抗肿瘤、延缓衰老等作用。

五加皮:五加皮含有以下成分,苯丙烯酸糖苷、丁香苷、二萜类化合物、本考利烯酸和$16A_2$羟基-1-贝壳松烷-19-酸、硬脂酸、D_2芝麻酸、B_2谷甾醇、葡萄糖苷、4-2甲基水杨醛、鞣质、棕榈酸、亚麻酸及维生素A、维生素B_1、胸腺嘧啶、尿嘧啶、黄嘌呤、腺嘌呤、次黄嘌呤、腺苷、丙三醇、D_2甘露醇等。具有以下药理作用:对免疫系统的影响:红五加多糖参与了机体的体液免疫,可激发T淋巴细胞、B淋巴细胞的生物学功能,对小鼠T淋巴细胞、B淋巴细胞增殖反应有增强效应,还有抗肿瘤、抗应激等作用。

威灵仙:威灵仙根中含有甾醇、糖类、内酯、原白头翁素和白头翁素等多种化学成分及多种皂苷成分。具有抗炎作用,威灵仙注射液能显著抑制二甲苯引起的小鼠耳廓肿胀,能显著抑制纸片引起的大鼠肉芽组织生长,还有抗肿瘤、免疫抑制作用等。

金雀根:主要含有甾醇及其苷类,异黄酮类化合物等,具有抗炎作用,给小鼠灌胃小叶锦鸡儿甲醇提取物0.5 g/mL、1.0 g/mL均明显抑制小鼠巴豆油耳水肿及大鼠角叉性足肿,免疫抑制作用等。

以上药理学实验证实,补肾通络方中各单味中药既有补益肝肾、调节免疫的一方面,又有通络消炎止痛的一方面。

第四章

验案撷英篇

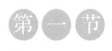

医　案

一、系统性红斑狼疮

 医案一

梁某,女,44岁。

初诊:2020年4月7日。

主诉:反复泡沫尿10余年。

现病史:患者10余年前反复出现蛋白尿,诊断为系统性红斑狼疮,目前口服甲泼尼龙片8 mg,每日1次;吗替麦考酚酯分散片0.25 g,每日2次。近期查血常规、肝功能均正常,肌酐136 μmol/L,补体C3、C4均正常,红细胞沉降率47 mm/h,尿蛋白(＋＋),肺CT正常。目前患者有泡沫尿,心悸,易感冒,纳可,二便调,夜寐不安。舌红苔薄,脉细。

既往史:无慢性疾病史。

过敏史:无药物及食物过敏史。

体格检查:神志清,精神尚可,两肺未及啰音,心率85次/分,律齐,未及杂音,全腹软,无压痛反跳痛。

西医诊断:系统性红斑狼疮。

中医诊断:蝶疮流注。

辨证:肝肾两虚兼有血瘀。

治则:补益肝肾,清热活血。

处方:

生地黄9 g	金雀根15 g	珍珠母30 g	仙鹤草30 g
川芎9 g	丹参30 g	淡竹叶30 g	玉米须30 g
石决明30 g	制黄精30 g	赤芍9 g	白芍9 g
生石膏30 g	六月雪30 g	川牛膝15 g	陈皮6 g
炙甘草6 g	水牛角颗粒30 g		

14剂。水煎400 mL,早晚分2次温服。

二诊：2020 年 4 月 21 日。药后患者泡沫尿仍有，心悸有减轻，纳可，二便调，夜寐不安。舌红苔薄，脉细。治以补益肝肾、清热活血。上方加接骨木 15 g、山药 30 g，14 剂。

三诊：2020 年 5 月 5 日。药后患者泡沫尿明显减少，夜尿多，心悸不明显，纳可，二便调，夜寐不安。舌红苔薄，脉细。治以补益肝肾、清热活血。上方加金樱子 15 g，14 剂。

【按语】

患者有泡沫尿，心悸，易感冒，纳可，二便调，夜寐不安。舌红苔薄，脉细。四诊合参，属蝶疮流注，辨证为肝肾两虚兼有血瘀，治疗上以补益肝肾为主，清退虚热、活血化瘀为辅。系统性红斑狼疮的性质为本虚标实，肝肾不足为其根本，阴虚则生内热，热毒灼伤阴津，热结血瘀。方中生地黄清热凉血、滋阴生津，金雀根清肺益脾、活血通络，生石膏、淡竹叶、六月雪清热泻火解毒，丹参、川芎、赤芍、白芍、水牛角颗粒活血化瘀、清热凉血，玉米须、川牛膝、接骨木祛风利湿活血，仙鹤草、制黄精、金樱子、山药滋阴补虚、补益脾肾，珍珠母、石决明平肝潜阳、清肝明目，陈皮、甘草益气健脾、固护脾胃。

（张玉兰）

医案二

杨某，女，24 岁。

初诊：2017 年 1 月 18 日。

主诉：反复发热 3 年，加重伴下肢紫癜 2 周。

现病史：患者 2014 年初无明显诱因下出现间歇性发热，无阳性体征，抗菌及激素治疗后热退，但不久又再度发热。2015 年 4 月出现面部红斑、关节疼痛、口腔溃疡，抗核抗体阳性，抗 dsDNA 抗体阳性，肾活检提示 Ⅳ 型狼疮性肾炎 (LN)，确诊为"系统性红斑狼疮，狼疮性肾炎"，予醋酸泼尼松片 40 mg，每日 1 次；硫酸羟氯喹片 200 mg，每日 2 次，口服。热退，关节疼痛减退，口溃仍时有，面部红斑隐隐，但每遇激素减量低热又作。2017 年 1 月至我科门诊就诊，当时醋酸泼尼松片 25 mg，每日 1 次，口服。刻诊：低热，双下肢散在紫癜，面部红斑、光敏，双手血管炎，口干，关节肌肉酸痛，脱发，双下肢无浮肿，纳可，泡沫尿隐隐，大便偏干，舌红苔薄，脉细数。

专科检查：神清，面部红斑隐隐，双下肢散在紫癜，双手关节无畸形肿痛。舌红苔薄，脉细数。

辅助检查：(2018 年 1 月 30 日上海市中医医院)血常规正常，C 反应蛋白 16 mg/L。尿蛋白阳性，抗核抗体阳性颗粒型 1∶320，余正常。抗 dsDNA 抗体阳性、抗 RNP 抗体阳性。红细胞沉降率 48 mm/h。24 h 尿蛋白定量 957 mg/24 h。抗线粒体抗体、ANCA、抗 M2 抗体均正常。心电图、心超、胸部 CT 阴性。

西医诊断：系统性红斑狼疮。

中医诊断：阴阳毒。

辨证：气营两燔，肾虚络瘀。

四诊合参，本病由肾虚禀赋不足，邪伏少阴，遇感引触而呈星火燎原之势。故应治病求本，釜底抽薪，凉营清气透热为主，佐以通络、化瘀等诸法并进。

治则：凉营清气，透热散瘀。

处方：风免一号方加减。

生地黄 30 g	生石膏 30 g	忍冬藤 30 g	草青蒿 15 g
紫丹参 30 g	酒川芎 9 g	金雀根 15 g	虎杖根 30 g
淡竹叶 15 g	积雪草 30 g	六月雪 30 g	水牛角先煎 30 g
广陈皮 6 g	生甘草 6 g		

14 剂。水煎 400 mL，早晚分 2 次温服。

医嘱调护：

(1) 煎药方法：中药除水牛角倒入药罐，头煎加冷水 500 mL，浸泡 2 小时，先取水牛角煎煮 30 分钟后，再加入浸泡中药，大火煮沸，小火煎煮 20 分钟左右，取汁；第二汁也煎 20 分钟左右，然后去渣，将两煎相混，小火浓缩至 400 mL，分早晚 2 次顿服，日 1 剂。

(2) 避风寒，慎起居，调饮食，畅情志，多饮水。

(3) 禁忌食物：羊肉、狗肉、马肉、驴肉、辣椒、烟、酒等辛辣刺激制品及蜂乳、蜂王浆、蛤士蟆油等补品。

二诊：患者低热已退，面部红斑隐隐，口干好转，紫癜稍有消退，无新发，泡沫尿仍有，纳可，二便调，夜寐欠安。舌红苔薄，脉细。前法得度，再拟调治。上方去草青蒿，加山豆根 6 g、灵磁石 30 g，14 剂。

三诊：患者体温平，泡沫尿较前减少，双下肢紫癜消退，纳可，小便可，大便溏薄，夜寐尚安。舌红苔薄，脉细。前法得度，再拟前方进退。上方去淡竹叶，加金樱子 30 g、芡实 18 g、桑椹 18 g，14 剂。复查血常规、尿常规正常。红细胞沉降率 20 mm/h。24 h 尿蛋白定量 475 mg/24 h。C 反应蛋白 2 mg/L。泼尼松龙减量为 20 mg，每日 1 次，口服治疗，后未出现发热。

【按语】

系统性红斑狼疮是一种累及多脏器的自身免疫性疾病,作为一个系统性疾病,中医古籍中并无严格意义上对应的病名,从着眼于局部症状而言,属"周痹""红蝴蝶疮""阴阳毒"等范畴,在《金匮要略·百合狐惑阴阳毒病脉证治》中记载:"阳毒之为病,面赤斑斑如锦纹,咽喉痛,唾脓血……阴毒之为病,面目清,身痛如被杖,咽喉痛。"其论述与系统性红斑狼疮皮疹、关节痛、发热、出血、口腔溃疡等表现甚为相似。

患者起病即见间歇性发热,无恶寒等卫分证候,乃感受邪气,伏藏体内,过时而发,属伏气温病范畴。《素问·金匮真言论》云"藏于精者,春不病温",因此究其病因,乃禀赋不足,"肾虚之体,邪气伏藏少阴",至其发病,则同气相求,表现为低热、口干口溃、大便干结一派肾虚内热之象,邪热缠绵,暗耗津液,日久则呈津亏血瘀,脉络痹阻,甚则血不循经,溢于脉外,故可见面部红斑、血管炎等表现。素体禀赋不耐,加之日光暴晒,外内合邪,引龙雷之火上燔,熏灼面部,即为面部红斑、光敏感等症状;肾虚络瘀,封藏失职,精微妄泄则见泡沫尿。患者舌红苔薄黄、脉细皆为伏热久羁,阴伤内热之佐证。四诊合参,病本良由肾虚禀赋不足,邪伏少阴,遇感引触而呈星火燎原之势。故应治病求本,釜底抽薪,如柳宝诒所说"一面泄热,一面透邪",凉营清气透热为主,佐以通络、化瘀等诸法并进。方以风兔一号方加味,方中重用生地黄、生石膏,凉营清气散瘀,力宏为君,水牛角《日华子本草》谓之"治热毒风,并壮热",实为退热督战之主帅,配以甘苦气寒之生地黄,吴塘称之"甘咸微苦法",清热凉营之功尤优,生地黄合丹参则泄血中伏火,两善其功。生石膏味辛甘大寒而性善清透,张锡纯谓之"性凉而能散,有透表解肌之力",配合"能散风火,气味清芬"之青蒿,"轻能解上,辛能散邪……凉能入心,寒能疗热"之淡竹叶,则是宗叶香岩"入营犹可透热转气"之旨,清热泻火兼能透热外出。诸药谨遵"热淫于内,治以咸寒,佐以甘苦"之经旨,凉营、清气、透热三法并举,则低热、红斑、口干、便秘等热象可除,生地黄、生石膏同用,尚能提高体内肾上腺皮质功能,改善长期服用激素的不良反应。低热日久,煎熬津液,津枯血瘀,脉络痹阻,故佐以川芎、威灵仙、虎杖根、金雀根等通络化瘀之品,同时也有改善微循环、缓解血管炎症状的功效;猫爪草、落得打、六月雪皆具解毒、活血、通络之功,针对患者肾虚血瘀络闭之病机,可有效改善泡沫尿,陈皮、甘草理气和中安胃,可防止戕伐之品所引起的消化道不适。全方紧扣病机,清中有散,凉而不遏,俾热清血宁络畅而无冰伏留瘀之弊,故可应手而效。二诊患者低热已退,药证相合,桴鼓相应,病入坦途,故去透热之青蒿、地骨皮,惟泡沫尿反复,夜难安寝,故取质重性寒之灵磁石潜镇安神,根据现代药理研究证实山豆根可改善泡沫尿。三诊患者热平,继去淡竹叶,脱发、泡沫尿较前好转,唯添便溏一症,考虑脾肾素亏,加之前药苦寒,治宜培补脾肾,击鼓再进,金樱子、芡实为水陆二仙丹,二药甘能益精,润能滋阴,涩能止泻,配合"益肾脏而固精,久服黑发明目"的桑椹,三药共奏清补脾肾、涩肠止泻之功。另外,免疫病当有相关禁忌,长期低热患者更应重视劳复、食复之危害,正如《素问·热论》所说"热病已愈,食肉则复,多食则遗,此其禁也",尽可能避免肥甘厚味、辛香炙煿之品,食饮有节、起居有常,方可尽终天年。《王氏医存》有云"三分医治七分调养",信然,凡病未愈,忽添内外杂证,或旧疾复发,皆不善调养所致,系统性红斑狼疮病程缠绵,病情反复,更应注意预防保健,自然疗能,防治并重。

卫气营血辨证理论滥觞于《内经》的气血理论,卫者敷布体表,循皮肤之中,分肉之间,"卫外而为固也",气者充养周身,若雾露之溉;"营"与"血"则行于脉中,营者和调于五脏,洒陈于六腑,营气与津液相合乃化而为血,以奉生身,莫贵于此。因此,卫气和营血在部位上有浅深之异,功能上则有防御和濡养之别,以上重在阐述人体生理概念。迨至清代叶天士发遑古义,创造性地将卫气营血理论应用于温病病理变化的描述,揭示了温病发展过程中卫气营血传变的浅深层次,使之更契合温病传变迅速的病理特点,有效指导温病的临床辨治。本案中患者虽属内伤杂病范畴,但症见发热、红斑之营血分典型表现,"有是证,用是方",故以清营凉血散瘀之犀角地黄汤为基础化裁,方证既合,故可收桴鼓之效。

(黄慧萍)

医案三

张某,女,30岁。

初诊:2023年2月22日。

主诉:面部红斑半年余。

现病史:患者面部蝶形红斑反复半年,遇光加重,略高于皮肤,无痛痒,双手不温,肢端轻微肿胀,无结节及红斑,院外检查见白细胞偏低,抗核抗体阳性,抗dsDNA抗体阳性,考虑"系统性红斑狼疮",予硫酸羟氯喹治疗,病情改善不明显,为求中医治疗求诊于本院。刻下:患者面部红斑,呈蝶形分布,略高于皮肤,无明显口干,无口腔溃疡,胃纳可,稍有肢端肿胀,大便干,小便尚调,夜寐欠佳,舌质红,少苔,脉弦细。

西医诊断:系统性红斑狼疮。

中医诊断：蝶疮流注。

辨证：肝肾不足，阴虚内热。

治则：养阴清热，凉血消斑。

处方：

生地黄 9 g	百合 9 g	金雀根 30 g	生石膏 30 g
龟甲 9 g	忍冬藤 30 g	淡竹叶 30 g	土茯苓 30 g
丹参 30 g	仙鹤草 30 g	生茜草 30 g	秦皮 30 g
珍珠母 30 g	乌梢蛇 9 g	赤芍 15 g	白芍 15 g
莪术 9 g	制黄精 30 g	陈皮 9 g	佛手 6 g
甘草 6 g	水牛角 30 g		

14 剂。每日 1 剂，早晚饭后温服。

二诊：2023 年 3 月 8 日。药后患者面部红斑较前明显改善，余无特殊，舌脉同前。上方改赤芍 30 g、白芍 30 g，每日 1 剂，水煎服，早晚分服，继服 30 剂。

三诊：2023 年 4 月 12 日。面部红斑不显，纳可，便调，寐安，舌脉同前。上方改赤芍 15 g、白芍 15 g，加羊蹄根 30 g，每日 1 剂，水煎服，早晚分服，继服 14 剂。

【按语】

本例患者为年轻女性，且以面部红斑为主要症状，严重影响患者的身心健康，《临证指南医案》云："女子以肝为先天。"苏晓认为因女子属阴，以血为本，又有经、带、胎、产之殊，易因禀赋不足或其他多种因素影响导致肝肾亏虚、虚损真阴，从而发病。患者主证及舌脉均表现出肝肾不足、阴虚内热之象，治以养阴清热、凉血消斑为主，方以百合地黄汤为首，加龟甲、水牛角，滋养肺肾之阴，清热凉血补虚；生石膏、淡竹叶清肺卫热盛，养阴生津；金雀根、忍冬藤清热通脉活血；茜草凉血祛瘀通经消斑；秦皮、土茯苓清热除湿；赤芍、白芍、丹参、莪术活血祛瘀消斑；黄精、仙鹤草补虚；乌梢蛇祛风通络解毒；陈皮、佛手、甘草固护脾胃后天之本。后根据患者调整养血活血之赤芍、白芍用量来稳固病情，虑久病热郁，加既可退虚火又可退实火之羊蹄根清六经热毒巩固疗效。

（陶智会）

医案四

王某，女，24 岁。

初诊：2022年12月23日。

主诉：面部红斑10余年,伴泡沫尿20余日。

现病史：患者2009年前后反复出现面部红斑、周身皮疹,泡沫尿,于当地医院就诊,疗效欠佳,遂2014年就诊于某医院,行相关检查及肾穿后诊断为Ⅰ型狼疮性肾炎,尿蛋白(＋＋),予醋酸泼尼松龙、羟氯喹对症治疗后病情好转,后规律撤减激素,于2019年初停用醋酸泼尼松龙,硫酸羟氯喹减至100 mg,每日2次。2020年7月患者蛋白尿转阴,后规律复查,至2022年11月30日尿常规提示：蛋白尿(＋＋),遂就诊于我院。

刻下：患者面部及周身红疹隐隐,烦躁易怒,口干口苦,腰酸乏力,泡沫尿,双下肢轻度浮肿,胃纳欠佳,大便调,夜寐一般,舌淡红、舌下络脉紫暗、少苔,脉细数。

西医诊断：系统性红斑狼疮。

中医诊断：蝶疮流注。

辨证：阴虚火旺,瘀热痹阻。

治则：滋阴降火,凉血消斑。

处方：

生地黄9 g	金雀根30 g	山药9 g	龟甲9 g
白茅根30 g	淡竹叶30 g	生石膏30 g	忍冬藤30 g
丹参30 g	玉米须30 g	接骨木30 g	川芎9 g
莪术9 g	猪苓15 g	茯苓15 g	生槐米9 g
淮小麦30 g	陈皮9 g	佛手6 g	甘草6 g
大枣9 g	水牛角30 g		

14剂。水煎400 mL,早晚分2次温服。

继服羟氯喹、吗替麦考酚酯。

嘱避免日晒或紫外线照射,少食羊肉、火锅等热性食物,少食菠菜及豆制品等以避免加重肾脏负担。

二诊：2023年1月6日。服药后患者面部及周身红疹较前少发,烦闷较前有所好转,略有口干,无口苦,劳累后腰酸不适,双下肢无水肿,胃纳转馨,二便尚调,劳累后有泡沫尿,夜寐可,舌脉同前,前方加牡丹皮30 g,茜草15 g,每日1剂,水煎服,早晚分服,继服14剂。

三诊：2023年1月20日。患者面部及周身红疹不显,少有烦闷,无口干口苦,略有多饮,腰酸腰痛不显,胃纳佳,劳累后有泡沫尿,大便正常,夜寐可,舌淡红、舌下络脉瘀曲、少苔,脉细数。前方减白茅根、玉米须、接骨木,易山药为百合9 g,加仙鹤草 30 g、金樱子 30 g、芡实 30 g,每日 1 剂,水煎服,早晚分服,继服14 剂。

四诊:2023 年 3 月 3 日。药后患者红疹不显,少于烦闷不舒,偶有腰酸腰痛不适,无明显蛋白尿,纳可,寐安,舌淡红,舌下络脉瘀曲、少苔,脉略弦数。前方改川芎 18 g,莪术 18 g,每日 1 剂,水煎服,早晚分服,继服 14 剂。

门诊随访至今,病情稳定。

【按语】

苏晓结合临床实践认为系统性红斑狼疮的病机为:阴虚内热,热瘀痹阻,痹阻经脉内侵脏腑;治疗原则应在养阴清热、凉血活血的基础上,佐以理气化瘀。临床中采用养阴、凉血、解毒、祛风、活血、通络、疏肝、补脾、益肾等诸法并用,以从根本上改善患者的病情。处方常在竹叶石膏汤、犀角地黄汤的基础上加减变化。本例患者中苏晓首诊以生地黄滋肾养阴;龟甲凉血益肾;生石膏、淡竹叶清热解毒;忍冬藤、金雀根、白茅根清肺益脾,凉血解毒;丹参、莪术、川芎活血通络;接骨木祛风利湿,活血止痛;甘麦大枣汤养心安神,和中缓急,补益心脾之不足,养阴而除燥;山药、猪苓、茯苓、佛手、陈皮调理脾胃,和胃减毒。二诊可见患者仍以阴虚内热为表现,故加茜草、牡丹皮清热解毒,凉血消斑;三诊减清热利湿之药物,脾主升清,胃主降浊,肾司二便,加以金樱子、芡实、仙鹤草,补脾肾以助其升清、泌清浊之功用。四诊则考虑患者久病多入络,久病多瘀阻,增加川芎、莪术的药量,以加强活血散瘀的效果。

(陶智会)

二、类风湿关节炎

医案一

陈某,女,67 岁。

初诊:2020 年 4 月 14 日。

主诉:双手关节疼痛 20 年。

现病史:患者 20 年来双手关节疼痛,诊断为类风湿关节炎,曾服用甲氨蝶呤、来氟米特等,症情有改善。2019 年 3 月症情又作,疼痛剧烈,红细胞沉降率上升,外院给予甲泼尼龙片 4 mg,每日 1 次,来氟米特 10 mg,每日 1 次,口服,症情改善。甲泼尼龙片减量至 2 mg,每日 1 次时,症情又作,故再次加量甲泼尼龙片 4 mg,每日 1 次,塞来昔布 0.2 g,每日 1 次,口服,症情未有缓解。目前服用甲泼尼龙片 4 mg,每日 1 次,来氟米特 10 mg,每日 1 次,甲氨蝶呤 10 mg,每周 1 次。刻下:患者双手关节疼痛,局部肿胀,晨僵,纳可,便调。舌红苔薄脉细。

既往史:否认慢性疾病史。

过敏史:无药物及食物过敏史。

体格检查:神志清,精神尚可,两肺未及啰音,心率 80 次/分,律齐,未及杂音,全腹软,无压痛反跳痛。双手关节局部肿胀。

辅助检查:红细胞沉降率 33 mm/h。

西医诊断:类风湿关节炎。

中医诊断:尪痹。

辨证:肝肾不足,热结血瘀。

治则:补益肝肾,清热活血。

处方:

生地黄 9 g	金雀根 15 g	片姜黄 30 g	伸筋草 30 g
莪术 9 g	忍冬藤 15 g	络石藤 15 g	羌活 15 g
陈皮 6 g	炙甘草 6 g		

14 剂。水煎 400 mL,早晚分 2 次温服。

二诊:2020 年 4 月 28 日。患者双手关节疼痛稍有减轻,局部肿胀,晨僵,纳可,便调。舌红苔薄脉细。治以补益肝肾,清热活血,除湿止痛。上方加威灵仙 30 g、川牛膝 15 g,14 剂。

三诊:2020 年 5 月 12 日。患者双手关节疼痛减轻,局部肿胀及晨僵均有改善,纳可,便调。舌红苔薄脉细。治以补益肝肾、清热活血。上方去莪术,加猪苓 9 g,14 剂。

【按语】

患者双手关节疼痛,局部肿胀,晨僵,纳可,便调。舌红苔薄脉细。四诊合参属尪痹,辨证为肝肾不足、热结血瘀。本患者类风湿关节炎 20 年,正气已虚,中医认为肝肾两虚,1 年来症情反复,提示邪气偏盛,以风湿热为主,病程日久,瘀血停着,兼顾补虚、祛风清热、活血通络。方中生地黄清热凉血、滋阴生津,金雀根清肺益脾、活血通络,片姜黄、伸筋草、羌活散寒除湿、活血通络止痛,忍冬藤、络石藤、威灵仙、川牛膝祛风除湿、通络止痛,猪苓利水渗湿,陈皮、甘草益气健脾、固护脾胃。

(张玉兰)

医案二

袁某,女,38岁。

初诊:2020年2月5日。

主诉:反复多关节肿痛2月余。

现病史:患者2个月前劳累后出现双手掌指、指间关节肿痛,伴活动不利。近来逐渐发展,由手至肩及两足踝处肿痛,晨僵4～5个小时。症见:四肢多关节肿痛,日轻夜重,遇寒加重,以指、腕、膝为甚,活动受限,关节未见畸形。舌红,苔薄,舌边有齿痕。脉细数。

既往史:否认慢性疾病史。

过敏史:无药物及食物过敏史。

体格检查:神志清,精神尚可,两肺未及啰音,心率78次/分,律齐,未及杂音,全腹软,无压痛反跳痛。双手关节局部肿胀。

辅助检查:类风湿因子阳性;红细胞沉降率60.6 mm/h;C反应蛋白10.63 mg/L;抗CCP抗体189 RU/ML。

西医诊断:类风湿关节炎。

中医诊断:尪痹。

辨证:风湿瘀热,痹阻入络。

治则:清热除湿,祛风通络。

处方:

羌活30 g	金雀根30 g	淮山药9 g	生地黄9 g
威灵仙30 g	片姜黄15 g	伸筋草30 g	莪术30 g
淫羊藿30 g	泽兰30 g	当归9 g	淮小麦30 g
陈皮6 g	佛手6 g	甘草6 g	大枣9 g

14剂。水煎400 mL,早晚分2次温服。

二诊:患者服药半月,药后症情平稳,关节疼痛较前改善,肿胀如前,活动情况稍好转,晨僵2～3个小时,纳寐均可,二便调。

羌活30 g	生地黄9 g	金雀根30 g	片姜黄30 g
伸筋草30 g	川芎9 g	丹参30 g	附子9 g
鹿角霜9 g	当归9 g	威灵仙30 g	川牛膝15 g
陈皮6 g	佛手6 g	甘草6 g	

三诊:续服半月,关节疼痛已减大半,肿胀减轻,晨僵约1小时。辅检:血常规、

肝肾功能正常;类风湿因子阳性;红细胞沉降率 55.2 mm/h;C 反应蛋白 5.51 mg/L;抗 CCP 抗体 189 RU/ML。二诊方加葶苈子 15 g、白芥子 9 g、猪苓 9 g。

患者定期复诊,服药半年后,关节疼痛基本消失,唯阴雨降温季节变化之际偶有疼痛,未再有关节肿胀晨僵。检验提示红细胞沉降率、C 反应蛋白、类风湿因子阴性,抗 CCP 抗体阳性。后坚持治疗,未再有病情变化,亦未加用其他西药。

【按语】

《金匮要略心典》有云:"历节者,遇节皆痛也。盖非肝肾先虚,则虽得水气,未必便入筋骨,非水湿内侵,则肝肾虽虚,未必便成历节。"本医案中女性患者,年四十,其阴气已自半也,平素伏案及家事之劳累,久尔而至肝肾亏虚。肝气衰,则筋不能动,肾脏衰,则形体皆极,加之冬春之际,风、寒、湿外邪入侵,攻于关节,积聚化热,则见关节红肿热痛。苏晓以羌活地黄汤之组方,随症加减,在患者祛邪同时使肝肾得顾,则邪气去而病愈。

羌活地黄汤以祛风除湿散寒之羌活为君,臣以生地黄滋阴清热,黄芩清热解毒,制川乌、制关白附祛风散寒、温经止痛,加之金雀根、羊蹄根化瘀通络,白芥子化水消肿,诸药相合,相得益彰。

（王不易）

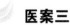

医案三

钱某,男,62 岁。

初诊:2013 年 8 月 14 日。

主诉:反复多关节疼痛 18 年,加重 1 个月。

现病史:患者 18 年前曾因双手关节疼痛,发热,在外院诊断为风湿热进行治疗。但关节肿痛仍明显,活动受限。后于某医院确诊为类风湿关节炎,先后服用醋酸泼尼松、甲氨蝶呤、青霉胺、雷公藤等药物治疗,症状改善不明显,目前已停服相关药物 10 余年。2013 年 7 月,患者多关节肿痛加重,遂来就诊。刻下:双手关节疼痛、畸形,呈屈曲状,屈伸不利,双膝关节肿痛,无法屈伸,胃纳可,大便质稀,小便正常,舌红苔薄白,脉细。

辅助检查:血红蛋白 94 g/L,类风湿因子阴性,抗 CCP 抗体阳性,红细胞沉降率 47 mm/h,肝肾功能正常,尿常规正常。

西医诊断:类风湿关节炎。

中医诊断:尪痹。

辨证：肝肾不足。

治则：补益肝肾，通络止痛。

处方：

羌活 30 g	威灵仙 30 g	淫羊藿 30 g	川续断 9 g
杜仲 9 g	伸筋草 30 g	怀山药 15 g	芡实 30 g
怀牛膝 12 g	当归 9 g	莪术 9 g	延胡索 9 g
陈皮 6 g	生甘草 6 g		

14 剂，每日 1 剂，水煎 2 次取汁 300 mL，分 2 次口服。

二诊：2013 年 8 月 28 日。患者服药后症状减轻，双手、双膝疼痛减轻，屈伸不利改善，大便调，但夜寐欠安，予上方加首乌藤 30 g、磁石 30 g。服用 14 剂后，患者关节症状改善明显，继续予本方巩固治疗。

【按语】

本例患者有类风湿关节炎病史多年，病程较长，反复发作，日久损及肝肾，致肝肾不足，予补肾通络方为基础方补益肝肾，舒筋通络。方中伸筋草祛风除湿止痹痛；牛膝补肝肾，强筋骨；山药、芡实补肾固精；当归、莪术、延胡索活血止痛；陈皮理气调中；甘草调和诸药。肝肾得以补益，精血得以化生，筋脉得以濡养，病症得以缓解。

医案四

宋某，女，48 岁。

初诊：2018 年 4 月 18 日。

主诉：反复双手、双膝关节肿痛 7 年，加重 3 个月。

现病史：2012 年开始无明显诱因出现双手 PIP、MCP 肿痛，伴晨僵，渐渐出现右手臂抬举受限，双膝关节肿痛；患者间断服用消炎止痛药。随后在当地医院查类风湿因子阳性，红细胞沉降率 113 mm/h，右膝关节积液，诊断为类风湿关节炎，予甲氨蝶呤每周 7.5 mg；半年后，症状缓解，患者自行停服。此后 5 年，反复双手 PIP、MCP 肿痛，双膝肿痛，行动受限。近 3 个月，多关节肿痛加重，走路需要拄拐杖，影响基本的生活起居；查红细胞沉降率 45 mm/h，类风湿因子 121.6 IU/mL、C 反应蛋白 35 IU/mL、抗 CCP 抗体 800 RM/mL；双手 X 线片提示：关节周围软组织肿胀，双手 PIP 间隙变窄，部分融合，左手第 1 掌指关节半脱位，双手骨质疏松。双膝关节超声：双膝关节腔积液（左 10 mm，右 12 mm）。刻下：双手近端指间关节、掌指关节肿胀疼痛，伴晨僵，双膝关节肿痛畸形，活动受限，无发热，无口干眼干,无口溃,无面部红斑,纳可,二便调,舌淡红,苔薄白,脉细。

西医诊断:类风湿关节炎。

中医诊断:尪痹。

辨证:肝肾不足。

治则:补益肝肾,散寒除痹。

处方:

金雀根 30 g	淫羊藿 30 g	杜仲 12 g	葶苈子 30 g
白芥子 12 g	岗稔根 30 g	威灵仙 30 g	陈皮 6 g
生甘草 6 g			

14 剂,每日 1 剂,水煎 400 mL,分早晚 2 次饭后温服。

二诊:患者双手近端指间关节、掌指关节肿痛减轻,晨僵改善;双膝关节肿痛明显缓解,双膝关节腔积液明显吸收。相关炎症指标,红细胞沉降率 25 mm/h,类风湿因子 38.4 IU/mL、C 反应蛋白 18 IU/mL、抗 CCP 抗体 86 RM/mL,较前明显下降。另外出现大便偏稀偏多的症状。因此,守方继进,原方基础上加大羌活 15 g、忍冬藤 30 g、川牛膝 9 g、炒芡实 15 g、炮姜炭 9 g,以加强散寒除痹之效。健康宣教方面,急性期,嘱患者适当休息,注意关节保暖;缓解期,注意关节负重,并进行适当的功能锻炼;另外,合理的营养饮食,舒畅的心情,对关节功能的恢复也尤其重要。

【按语】

《素问·痹论》云:"痹在于骨则重,在于脉则血凝而不流,在于筋则屈不伸,在于肉则不仁。"肝肾同源,补肾亦能养肝荣筋,且能祛寒、化湿、散风,促使风寒湿三气之邪外出。肾气旺,精血足,则髓生骨健,关节筋脉得以润泽荣养,可使已失去正常功能的肢体、关节渐渐恢复功能。本案以补肾通络方补益肝肾、散寒除痹,合葶苈子、白芥子消肿化饮,以助消除关节腔积液。诸药合用,如矢中的,而获佳效。

(江春春)

三、干燥综合征

 医案一

胡氏,女,59 岁。

初诊:2014 年 10 月 14 日。

主诉:口干3个月。

现病史:3个月前患者无明显诱因下出现口干,进食需汤水,眼干不显。至上海市中医医院查抗核抗体阳性,颗粒型1:320,余正常。抗SSA抗体阳性,抗SSB抗体阴性。下唇腺病理示:淋巴细胞>50个/灶。红细胞沉降率54 mm/h。肝肾功能、血常规、凝血功能均正常。诊断为干燥综合征,予硫酸羟氯喹200 mg,每日2次口服治疗,效果不显。2014年9月30日于上海市中医医院复查抗核抗体阳性,颗粒型1:320,余正常。抗SSA抗体阳性,抗SSB抗体阳性。红细胞沉降率27 mm/h。抗ds-DNA、抗线粒体抗体、血常规均正常。

刻下:口干,进食需汤水,眼干不显,外阴干涩,无口腔溃疡,无龋齿义齿,无腮腺肿大,无皮肤红斑,无关节肿痛,无淋巴结肿大。纳可寐安,二便调。舌红少苔,脉细。

专科检查:神清,口腔内无溃疡,无龋齿义齿,无腮腺肿大。眼睑无红肿,结膜无充血水肿,角膜透明,泪囊无红肿溢泪。全身浅表淋巴结未触及肿大。两肺呼吸音清。皮肤无红斑、皮疹,关节无红肿压痛。舌红少苔,脉细。

西医诊断:干燥综合征。

中医诊断:燥痹。

辨证:肝肾不足,瘀毒内盛。

治则:补益肝肾,凉血活血。

处方:增液汤加减。

生地黄30 g	玄参30 g	白芍15 g	南沙参15 g
北沙参15 g	柴胡9 g	黄芩9 g	干芦根30 g
丹参30 g	川芎12 g	淡竹叶30 g	川牛膝12 g
黄连6 g	陈皮6 g	水牛角[先煎]30 g	甘草6 g

14剂。水煎400 mL,早晚分2次温服。

医嘱:

(1)煎药方法:中药除水牛角倒入药罐,头煎加冷水500 mL,浸泡2个小时,先取水牛角煎煮30分钟后,再加入浸泡中药,大火煮沸,小火煎煮20分钟左右,取汁;第二汁也煎20分钟左右,然后去渣,将两煎相混,小火浓缩至400 mL,分早晚两次顿服,日1剂。

(2)避风寒、慎起居、调饮食、畅情志,多饮水。门诊随访。

(3)禁忌食物:鸡、鹅肉、海虾、蟹、羊肉、狗肉、带鱼、黄鱼、辣椒、烟、酒及蜂乳、蜂王浆、蛤士蟆油等补品。

二诊：2014 年 10 月 28 日。患者口干较前好转，进食仍需汤水，外阴干涩改善，纳可，二便调，夜寐欠安。舌红少苔，脉细。

辨证：肝肾不足，虚热内扰。

治则：补益肝肾，养阴清热。

处方：增液汤合酸枣仁汤加减。

生地黄 30 g	玄参 30 g	白茅根 30 g	白芍 15 g
柴胡 9 g	黄芩 9 g	酸枣仁 30 g	知母 9 g
丹参 30 g	川芎 12 g	淡竹叶 30 g	川牛膝 12 g
芡实 30 g	陈皮 6 g	水牛角^{先煎} 30 g	甘草 6 g

14 剂。水煎 400 mL，早晚分 2 次温服。

【按语】

《素问·逆调论》曰："肾为水藏，主津液。"唾液与泪水均为津液。《难经·三十四难》曰："肾液为唾。"《素问·宣明五气》曰："肝为泪。"患者口干，舌红少苔，脉细，病属痹病之燥痹。本病内邪为肝肾之液不足，外邪为风寒、湿热、瘀滞、痰饮，并在体内化毒。

俞根初曰："上燥救津，中燥增液，下燥滋血，久必增精。"以此为治疗燥痹的准则。患者肝肾不足，阴虚生火，火劫伤津，而致血瘀津亏、燥热成毒，是本病的主要病因病机。故以补益肝肾、凉血活血为治则。方选《温病条辨》中治疗温病津亏之经方增液汤加减。方中重用生地黄、玄参补益一身之阴，以达滋阴润燥生津之效。所谓"久病必瘀"，以川芎、丹参活血化瘀，气血顺畅，口眼得养。辅以川牛膝补益肝肾，治病达本。标本兼顾，君臣相得益彰。同时，方中加入南沙参、北沙参、白茅根、淡竹叶增强清热凉血、生津润燥之效。白芍、柴胡理气柔肝，调畅气机，气行血畅，津液自生。陈皮理气和胃，甘草调和诸药。苏晓强调临证遣方与中药药理相结合。现代药理研究证实主方增液汤具有免疫抑制作用。方中白芍提取物白芍总苷具有调节 T 淋巴细胞及体液免疫的功能。喻昌在《医门法律·秋燥论》中提到："若但以润治燥，不求病情，不适病所，犹未免涉于粗疏耳。"根据燥痹"阴液不足，血热瘀滞"病机，且为终生性疾病，故治疗大法重在补益肝肾，从瘀论治。注意患者病情变化，随证加减，标本兼治，方可获效。

（赵文修）

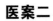 **医案二**

胡氏，女，41 岁。

初诊：2018年3月29日。

主诉：反复口干眼干6年余。

现病史：2012年始患者无明显诱因下出现口干,进食需汤水,眼干,蛀牙,未予重视及诊治。2018年1月3日,口眼干燥加重,口腔多发龋齿,至上海市中医医院查抗核抗体颗粒型1∶320,抗SSA抗体阳性,抗SSB抗体阴性。唇腺病理示：淋巴细胞>50个/灶;红细胞沉降率54 mm/h,免疫球蛋白G 26.9 g/L,肝肾功能、血常规、凝血功能均正常。诊断为干燥综合征,予硫酸羟氯喹篇200 mg,每日2次,治疗原发病,效果不显。2018年3月29日为寻求中西医结合治疗,就诊于上海市中医医院风湿科门诊。

刻下：口干,进食需汤水,眼干,猖獗齿,无口腔溃疡,无腮腺肿大,无皮肤红斑,无关节肿痛,无淋巴结肿大。纳可寐安,二便调。舌绛,光苔,脉细涩。

既往史：既往体健。

过敏史：否认药物及食物过敏史。

个人史：生长、生活于安徽,否认疫水疫区接触史。否认吸烟饮酒史,否认饮食偏嗜。

月经史：初潮13岁,经期5日,周期30日,LMP 2018年3月15日。经期规则,经量中等,无痛经。

婚育史：已婚,已育1子。1-0-0-1。

家族史：家族中否认类似患者。否认家族遗传性病史。

体格检查：神清,口腔内无溃疡,龋齿,无腮腺肿大。眼睑无红肿,结膜无充血水肿,角膜透明,泪囊无红肿溢泪。全身浅表淋巴结未触及肿大。两肺呼吸音清。皮肤无红斑、皮疹,关节无红肿压痛。

辅助检查：(2018年3月30日上海市中医医院)抗核抗体阳性颗粒型1∶3 200,余正常。抗SSA抗体阳性、抗SSB抗体阳性。红细胞沉降率39 mm/h。免疫球蛋白G 25.8 g/L。抗ds-DNA抗体、抗线粒体抗体、血常规均正常。肺部阴性;淋巴结彩超、腹部彩超、心超阴性。

眼科检查：① Schirmer试验阳性：1 mm、1 mm;② 角膜染色阳性：染点16个、18个;③ 泪膜破碎时间阳性：2秒、3秒。

西医诊断：干燥综合征。

中医诊断：燥痹。

辨证：阴虚津亏,热毒血瘀。

治则：养阴清热,活血生津。

处方：养阴活血生津方加减。

生地黄 30 g	石斛 30 g	白茅根 30 g	五味子 15 g
川芎 12 g	密蒙花 12 g	陈皮 6 g	甘草 6 g

14 剂。水煎 400 mL,早晚分 2 次温服。

调护：

(1) 煎药方法：头煎加冷水 500 mL,浸泡 2 小时,大火煮沸,小火煎煮 20 分钟左右,取汁；第二汁也煎 20 分钟左右,然后去渣,将两煎相混,小火浓缩至 400 mL,分早晚两次饭后温服,日 1 剂。

(2) 避风寒、慎起居、调饮食、畅情志,多饮水。门诊随访。

(3) 禁忌食物：鸡、鹅肉、海虾、蟹、羊肉、狗肉、带鱼、黄鱼、辣椒、烟、酒及蜂乳、蜂王浆、蛤士蟆油等补品。

二诊：2018 年 6 月 28 日。口干较前好转,进食仍需汤水,眼干未见明显缓解,纳可,二便调,夜寐安。舌绛,光苔,脉细涩。守方继进,上方加枸杞子 30 g、决明子 30 g、青葙子 30 g。每日 1 剂,水煎 400 mL,分早晚 2 次饭后温服,此方服 14 剂。

【按语】

《素问·宣明五气》云：“邪入于阳则狂,邪入于阴则痹。”刘完素《素问玄机原病式》曰：“诸涩枯涸,干劲皴揭,皆属于燥。”患者口干、眼干、龋齿,病属中医学“燥痹”范畴。

《素问·阴阳应象大论》云：“年四十而阴气自半。”患者素体阴虚,阴虚火旺,热灼津液,灼津生痰,痰阻气滞,气滞血瘀,痰瘀交阻,痹于口、眼,则见口干、眼干。观其舌绛,光苔,脉细涩,一派“阴虚津亏,热毒血瘀”之象,此为本病的主要病因病机,故以养阴清热、活血生津为治则。方选苏晓经验方养阴活血生津方加减。方中重用生地黄、石斛,共为君药,补益一身之阴,以达养阴清热润燥生津之效。辅以五味子、白茅根酸甘生津止渴。所谓“久病必瘀”,以川芎活血化瘀,气血顺畅,口眼得养。“肝开窍于目”,密蒙花归肝经,佐以密蒙花清热明目退翳。陈皮理气健脾,甘草调和诸药。苏晓强调临证遣方与中药药理相结合。现代药理研究证实主方养阴活血生津方具有免疫抑制作用。君药生地黄和石斛,均具有促进腺体分泌、调节免疫的作用,另生地黄亦可提高体内皮质激素水平。全方使虚热退、津液复、血自行,共奏养阴清热、活血生津之效。诸药合用,如矢中的,而获佳效。故言之“随汤潜入液,润目细无声”。

（江春春）

医案三

周某,女,57 岁。

初诊:2021 年 11 月 3 日。

主诉:双膝关节酸痛 10 余年伴口干眼干 2 年。

患者既往双膝关节酸痛不适,症情反复,继而手足关节活动受限,未正规治疗,近两年出现口干眼干,大量饮水无改善,进食无须汤水,就诊前外院查红细胞沉降率 71.2 mm/h,类风湿因子 944 IU/mL,后复查红细胞沉降率 56.5 mm/h,类风湿因子 806 IU/mL,抗 CCP 抗体 107 RU/mL,抗核抗体阳性,着丝点型 1:100,抗 SSA 抗体、抗 SSB 抗体阳性,血常规、肝肾功能正常,眼科会诊提示:干眼症,唇腺活检结果有淋巴细胞浸润,诊断为:干燥综合征,间断予甲泼尼龙、硫酸羟氯喹治疗,症状缓解不明显,病情时有反复。为寻中医系统治疗,即来诊。

刻下:患者口干鼻燥,干咳少痰,进食无须汤水,眼睛干涩,膝关节酸痛不适,双手关节活动不利,无口腔溃疡、皮疹及光过敏症状,纳一般,便软,夜寐可,舌质暗红,苔少,脉细弦。

西医诊断:干燥综合征。

中医诊断:燥痹。

辨证:肝肾不足,阴虚津亏。

治则:补益肝肾,养阴生津。

处方:

生地黄 9 g	百合 15 g	金雀根 30 g	龟甲 9 g
丹参 30 g	玉竹 9 g	淡竹叶 30 g	白茅根 30 g
密蒙花 30 g	青葙子 30 g	野菊花 9 g	威灵仙 30 g
土茯苓 30 g	芡实 30 g	猪苓 15 g	茯苓 15 g
生槐米 9 g	陈皮 9 g	佛手 6 g	甘草 6 g
大枣 6 g	水牛角 30 g		

14 剂。水煎 400 mL,早晚分 2 次温服。

二诊:2022 年 12 月 8 日。服药后患者口干、眼干较前有所缓解,膝关节疼痛亦较前改善,时有胃脘隐隐作胀,便软,舌质暗红,中有裂纹,苔少,脉细弦。上方加黄连 9 g、吴茱萸 3 g、金樱子 30 g、蒲公英 15 g,每日 1 剂,水煎服,早晚分服,继服 14 剂。

三诊:2022 年 12 月 28 日。患者干咳少痰仍有,余症状较前改善明显,舌脉同前。上方减蒲公英,加薄荷 6 g、百部 30 g、羊乳根 30 g、合欢皮 30 g,每日 1 剂,水煎服,早晚分服,继服 14 剂。

四诊:2023 年 1 月 11 日。患者口眼干燥明显改善,其余无明显不适,便软,时有肩背酸痛,舌脉同前。上方加葛根 30 g、威灵仙 30 g、伸筋草 30 g,每日 1 剂,水煎服,早晚分服,继服 14 剂。后患者规律就诊,未诉有明显口干眼干、关节疼痛的症状,随访至今,病情稳定。

【按语】

《素问·阴阳应象大论》载:"燥胜则干。"《类证治裁》言:"燥有外因,有内因。因乎外者,天气肃而燥胜,或风热致气分,则津液不腾……因于内者,精血夺而燥生。"患者年过七七之年肝肾渐亏,精血不足,加之久有痹证更正伤精耗液之因;《素问·五藏生成》云:"目受血而能视,足受血而能步,掌受血而能握,指受血而能摄。"遂患者出现津液不能上乘的口干鼻燥,双眼干涩,膝关节及手指关节疼痛活动不利等表现。《素问·至真要大论》言:"燥者润之……燥者濡之。"《证治汇补》提出:"治燥须先清热,清热须先养血,养血须先滋阴。"苏晓认为干燥综合征多由外感或内伤导致三焦诸脏真阴亏虚、阴虚火旺、热伤津液,或因三焦气机不利,血行不畅,津液输布受阻,则脏腑失于濡养。治疗干燥综合征以三焦论治,病在上焦者,清肺泻火,养阴生津;病在中焦者,益胃生津,滋阴润燥;病在下焦者,清肝明目,滋养肾阴;本例患者症状以中下焦为主要表现,因此苏晓处方以补益肝肾、养阴生津治疗为主。

苏晓临证处方多以百合地黄汤为首,其取意有二,其一,《神农本草经》言"地黄逐血痹,填骨髓,长肌肉""生者尤良",取生地黄之补益精血的作用,痹病日久多有精血亏虚的表现,百合甘凉清润,入心肺经,清肺润燥,清心安神,肺为华盖之脏,肺阴足则外可濡养皮毛内可输布津液于脾肾;两者合用,金水相生,可恢复肺肾的水液代谢之机;其二,苏晓认为情志在疾病的发生发展中亦起到重要的作用,痹病患者往往以中年女性多见,一般疼痛或其他症状较为持久,对情绪的影响也较为明显;同时情绪对疾病也有相应的影响,如烦躁、焦虑等不良情绪会加重症状。百合地黄汤取自《金匮要略·百合狐惑阴阳毒病脉证并治》,具有养阴清热、补益心肺、调畅情志的作用,现代研究也表明百合地黄汤在抑郁症、失眠、妇女更年期综合征治疗中有明确的疗效。本例患者初诊时,苏晓以百合地黄汤为方首养阴清热,其中以水牛角、龟甲、玉竹养血滋阴;白茅根、土茯苓清热利湿;密蒙花、青葙子、野菊花清肝明目;威灵仙、金雀根、丹参活血通脉;淡竹叶清心除烦,芡实益肾健脾除湿;后以猪苓、茯苓、生槐米、陈皮、佛手、甘草、大枣固护脾胃之气,不伤气血生活之源。二诊患者胃脘不适,仍便软,加以左金丸和蒲公英治疗肝郁化火引起的胃脘不适,加金樱子和芡实合为水陆二仙丹,增强补益脾肾,以实大便;三诊患者干咳少痰以薄荷易蒲公英,以利咽膈,加百部、羊乳根、合欢皮养阴润肺止咳;四诊患者筋脉失养,肩背酸痛,故以葛根升清活络,威灵仙、伸筋草祛风除湿,通经活络止痛以改善病情。

(陶智会)

四、未分化结缔组织病

医案一

李某,女,53 岁。

初诊:2020 年 4 月 7 日。

主诉:口眼干燥 4 年余。

现病史:患者 4 年前无明显诱因下出现口眼干燥,在某医院诊断为"未分化结缔组织病",未进行治疗。2020 年 1 月复查免疫球蛋白 G 28 g/L,免疫球蛋白 M 0.26 g/L,补体 C3、C4 正常,血常规、尿常规、C 反应蛋白正常,红细胞沉降率 11 mm/h,肝肾功能、类风湿因子正常,抗 CCP 抗体阴性,抗核抗体阳性 1∶80,抗 ENA 抗体阴性,抗 ds-DNA 抗体阴性。目前患者口干,进食需用水,眼干,纳可,便难,舌红苔薄,脉细。

既往史:无慢性疾病史。

过敏史:无药物及食物过敏史。

体格检查:神志清,精神尚可,两肺未及啰音,心率 80 次/分,律齐,未及杂音,全腹软,无压痛反跳痛。

西医诊断:未分化结缔组织病(UCTD),干燥综合征可能。

中医诊断:痹病。

辨证:肝肾两虚兼有血瘀。

治则:补益肝肾,清热活血。

处方:

生地黄 9 g	金雀根 15 g	山药 30 g	五味子 9 g
麦冬 9 g	川芎 9 g	丹参 30 g	芡实 30 g
陈皮 6 g	佛手 6 g	炙甘草 6 g	水牛角颗粒 30 g

14 剂。水煎 400 mL,早晚分 2 次温服。

二诊：2020 年 4 月 28 日。药后患者口干为甚,进食需用水,眼干,五心烦热,手心汗出,纳可,便已调,舌红苔薄,脉细。治以补益肝肾、清热活血。上方加地骨皮 15 g、生石膏 15 g、忍冬藤 15 g,14 剂。

三诊：2020 年 5 月 12 日。药后患者口干不甚,眼干,五心烦热及手心汗出均缓解,纳可,便调,舌红苔薄,脉细。治以补益肝肾、清热活血。上方去生石膏、忍冬藤,加金樱子 30 g、淡竹叶 15 g,14 剂。

【按语】

该患者口干,进食需用水,眼干,吞咽受阻,当查免疫全套,以排除硬皮病。同时,该患者还需检查肺部 CT,以除外肺间质病变。四诊合参,属周痹,辨证为肝肾阴虚兼有血瘀。使用养阴清热药物,病程日久兼有血瘀,故使用活血化瘀药物。方中生地黄清热凉血,滋阴生津;金雀根清肺益脾,活血通络;山药、芡实、金樱子健脾益肾;五味子、麦冬养阴生津,清心;丹参、川芎、水牛角颗粒活血化瘀,清热凉血;生石膏、淡竹叶、忍冬藤清热泻火通络;陈皮、佛手、甘草益气健脾,固护脾胃。

（张玉兰）

医案二

王某,女,70 岁。

初诊：2020 年 4 月 21 日。

主诉：反复发热半月。

现病史：患者半月来无明显诱因下出现反复间歇发热,伴口干、眼干,在某医院住院治疗,查白细胞、C 反应蛋白均升高,铁蛋白阳性,抗核抗体阳性 1∶100,肝肾功能正常,骨髓穿刺无异常,诊断为胆道感染可能,结缔组织病可能,经抗感染等治疗后症情好转而出院。目前患者发热已退,口干明显,双眼艰涩,纳可,便难,舌红苔薄,脉细。

既往史：有糖尿病病史,否认其他慢性疾病史。

过敏史：无药物及食物过敏史。

体格检查：神志清,精神尚可,两肺未及啰音,心率 80 次/分,律齐,未及杂音,全腹软,无压痛反跳痛。

西医诊断：未分化结缔组织病,系统性红斑狼疮可能。

中医诊断：痹病。

辨证：肝肾阴虚。

治则：补益肝肾，清热活血。

处方：

生地黄 9 g	生石膏 30 g	忍冬藤 30 g	白茅根 30 g
淡竹叶 30 g	密蒙花 9 g	青葙子 30 g	土茯苓 30 g
玄参 30 g	麦冬 9 g	五味子 9 g	川芎 9 g
丹参 30 g	陈皮 6 g	佛手 6 g	炙甘草 6 g

水牛角颗粒 30 g

14 剂。水煎 400 mL，早晚分 2 次温服。

二诊：2020 年 5 月 12 日。患者无发热，口干，双眼艰涩，纳可，便难，舌红苔薄，脉细。治以补益肝肾、养阴清热。上方加枸杞子 9 g、石斛 15 g，14 剂。

三诊：2020 年 5 月 26 日。患者口干减轻，心烦燥热，夜寐欠安，纳可，便调，舌红苔薄，脉细。治以补益肝肾、养阴清热。上方加生龙骨 30 g、生牡蛎 30 g、石决明 30 g，14 剂。

【按语】

患者曾有发热，现发热已退，口干明显，双眼艰涩，纳可，便难，舌红苔薄，脉细。有糖尿病史。四诊合参，属周痹，辨证为肝肾阴虚、热结血瘀。在外院经抗生素等多重治疗，邪虽有克，然正气亦伤。湿热交阻，以致虚热缠绵。故投以扶正祛邪、清热利湿、养阴清热、活血化瘀的药物。方中生地黄清热凉血、滋阴生津，生石膏、淡竹叶、白茅根清热泻火除湿，忍冬藤清热解毒、疏风通络，土茯苓除湿、通利关节，密蒙花、青葙子补益肝肾、明目，玄参、麦冬、五味子养阴生津、清心，丹参、川芎、水牛角颗粒活血化瘀、清热凉血，陈皮、佛手、甘草益气健脾、固护脾胃。

（张玉兰）

医案三

林某，女，43 岁。

初诊：2020 年 5 月 12 日。

主诉：反复右胁肋作胀半年余。

现病史：患者半年来开始出现右胁肋作胀，有 PSS 家族史，曾在外院查抗β糖蛋白抗体阳性，红细胞沉降率、血常规、尿常规、抗核抗体、抗 ENA 抗体、补体 C3、C4、类风湿因子阴性，肝肾功能均正常。曾口服中药治疗后症情有缓解，近期因情绪刺激后症情加重。刻下：患者时有右胁肋作胀，面部少量痤疮，夜寐欠安,纳可,便调。舌红苔薄脉细。

既往史:否认慢性疾病史。

过敏史:无药物及食物过敏史。

体格检查:神志清,精神尚可,两肺未及啰音,心率83次/分,律齐,未及杂音,全腹软,无压痛反跳痛。

西医诊断:未分化结缔组织病。

中医诊断:痹病。

辨证:肝肾阴虚,肝郁气滞。

治则:补益肝肾,疏肝理气。

处方:

生地黄9 g	生石膏15 g	百合15 g	白茅根30 g
柴胡9 g	延胡索9 g	淡竹叶30 g	土茯苓30 g
密蒙花9 g	青葙子30 g	丹参30 g	川芎9 g
女贞子30 g	墨旱莲30 g	淮小麦30 g	陈皮6 g
佛手6 g	炙甘草6 g	水牛角颗粒30 g	

14剂。水煎400 mL,早晚分2次温服。

二诊:2020年5月26日。患者右胁肋作胀有改善,情绪不佳,面部少量痤疮,夜寐欠安,纳可便调。舌红苔薄脉细。治以补益肝肾、疏肝理气。上方加郁金9 g、生槐米15 g,14剂。

三诊:2020年6月9日。患者右胁肋作胀明显缓解,面部痤疮未有新发,夜寐欠安,纳可便调。舌红苔薄脉细。治以补益肝肾、疏肝理气。上方去生石膏、郁金,加珍珠母30 g、灵磁石30 g,14剂。

【按语】

患者时有右胁肋作胀,面部少量痤疮,夜寐欠安,纳可便调。舌红苔薄脉细。四诊合参,属周痹,辨证为肝肾阴虚、肝郁气滞。本病属痹病,病机为阴虚内热,热象较甚,以大剂清热通脉;右胁肋胀满,考虑为肝气不舒,兼顾疏肝解郁。方中生地黄清热凉血,滋阴生津;生石膏、淡竹叶、白茅根清热泻火除湿;柴胡、延胡索、郁金、淡竹叶疏肝泻火;土茯苓除湿,通利关节;密蒙花、青葙子补益肝肾,明目;丹参、川芎、水牛角颗粒、生槐米活血化瘀,清热凉血;女贞子、墨旱莲滋阴补肾;淮小麦、百合、珍珠母、灵磁石养心安神除烦;陈皮、佛手、甘草益气健脾,固护脾胃。

(张玉兰)

医案四

徐某,女,44 岁。

初诊:2020 年 5 月 12 日。

主诉:双手关节疼痛半年余。

现病史:患者半年前无明显诱因下出现双手关节疼痛,未予重视,2 个月前在某医院查血常规、尿常规、C 反应蛋白正常,红细胞沉降率 13 mm/h,肝肾功能正常,补体 C3 0.77 g/L,补体 C4 正常,类风湿因子、抗 CCP 抗体正常,抗核抗体阳性 1∶80,抗 ds‐DNA 抗体阴性,诊断为"未分化结缔组织病",治疗经过不详。刻下:患者关节酸痛,双手明显,未见关节肿胀,无明显红肿,夜寐尚可,纳可便调。舌红苔薄脉细。

既往史:否认慢性疾病史。

过敏史:无药物及食物过敏史。

体格检查:神志清,精神尚可,两肺未及啰音,心率 83 次/分,律齐,未及杂音,全腹软,无压痛反跳痛。

西医诊断:未分化结缔组织病。

中医诊断:痹病。

辨证:肝肾阴虚,肝郁气滞。

治则:补益肝肾,通络止痛。

处方:

生地黄 9 g	生石膏 15 g	忍冬藤 15 g	金雀根 30 g
羌活 30 g	片姜黄 30 g	伸筋草 30 g	威灵仙 30 g
淡竹叶 30 g	土茯苓 30 g	丹参 30 g	川芎 9 g
陈皮 6 g	佛手 6 g	炙甘草 6 g	水牛角颗粒 30 g

14 剂。水煎 400 mL,早晚分 2 次温服。

二诊:2020 年 5 月 26 日。患者关节酸痛好转不明显,以双手为甚明显,无红肿,夜寐尚可,纳可便调。舌红苔薄脉细。治以补益肝肾、通络止痛。上方加西河柳 27 g,14 剂。

三诊:2020 年 6 月 9 日。患者关节酸痛改善,无红肿,时有头晕乏力,夜寐尚可,纳可便调。舌红苔薄脉细。治以补益肝肾,通络止痛。上方加天麻 9 g、钩藤 15 g、黄精 30 g,14 剂。

【按语】

患者关节酸痛,双手明显,未见关节肿胀,无明显红肿,夜寐尚可,纳可便调。舌红苔薄脉细。四诊合参属周痹,辨证为肝肾阴虚、肝郁气滞。本病属痹病时间未久,先天禀赋不足,肝肾本亏,外邪侵入,故治疗当以补益肝肾为主,疏肝理气,兼以活血通络。方中生地黄清热凉血,滋阴生津;金雀根清肺益脾,活血通络;片姜黄、伸筋草、羌活散寒除湿,活血通络止痛;生石膏、忍冬藤、淡竹叶清热通络;威灵仙、西河柳祛风湿,通络止痛;土茯苓除湿,通利关节;丹参、川芎、水牛角颗粒活血化瘀,凉血解毒;天麻、钩藤、黄精补益肝肾;陈皮、佛手、甘草益气健脾,固护脾胃。

(张玉兰)

 医案五

汤某,男,55 岁。

初诊:2020 年 5 月 7 日。

主诉:双膝关节肿胀 2 年余。

现病史:患者 2018 年 4 月因双膝关节肿胀在某医院就诊,查铁蛋白正常,免疫球蛋白 G 15.19 g/L,补体 C3、C4 正常,肝肾功能正常,类风湿因子阴性,抗 CCP 抗体阴性,血常规正常,尿常规正常,红细胞沉降率 11 mm/h,膝踝关节平扫示滑膜增生,少量关节腔积液,予口服羟氯喹等有改善;2018 年 9 月在某医院确诊为未分化结缔组织病,目前口服甲泼尼龙片 4 mg,每日 1 次,硫酸羟氯喹片 200 mg,每日 1 次。刻下:患者关节肿胀已消退,口干,易感冒咳嗽,纳可,大便干,舌红苔薄脉细。

既往史:否认慢性疾病史。

过敏史:无药物及食物过敏史。

体格检查:神志清,精神尚可,两肺未及啰音,心率 66 次/分,律齐,未及杂音,全腹软,无压痛反跳痛。

西医诊断:未分化结缔组织病。

中医诊断:痹病。

辨证:肝肾不足。

治则:补益肝肾,活血通脉。

处方:

生地黄 9 g	金雀根 15 g	生黄芪 15 g	仙鹤草 15 g

玉竹 9 g	玄参 9 g	麦冬 9 g	淫羊藿 15 g
淡竹叶 9 g	丹参 15 g	陈皮 6 g	炙甘草 6 g
忍冬藤 15 g	水牛角 15 g		

7 剂。水煎 400 mL,早晚分 2 次温服。

【按语】

本痹病的主要病机有热、瘀、虚,患者易感冒咳嗽责之于肺脾两虚,治疗兼顾健脾益肺。患者诊断明确为未分化结缔组织病,定期跟踪复查病情变化,长期口服激素当防治激素所致副作用,易咳嗽当定期检查肺 CT。患者先天禀赋不足,肝肾本亏,故治疗当以补益肝肾为主,兼以活血通络。

(张玉兰)

五、成人型斯蒂尔病

医案

周某,女,64 岁。

初诊:2020 年 4 月 7 日。

主诉:全身关节疼痛 5 年。

现病史:患者 2015 年无明细诱因下出现全身关节疼痛,伴有发热,当时查血常规:白细胞、C 反应蛋白升高,红细胞沉降率 76 mm/h,予对症治疗后出现发热未退,予甲泼尼龙片 8 mg,每日 3 次,口服,后发热减退,又查铁蛋白 1 640 ng/mL,类风湿因子阴性,症情减轻后减量口服甲泼尼龙。2019 年 11 月症情反复,查免疫球蛋白 G 11.18 g/L,铁蛋白 79.2 ng/mL,血常规示白细胞 12.43×10^9/L,红细胞沉降率 80 mm/h,C 反应蛋白 38 mg/L,口服雷公藤多苷片 10 mg,每日 3 次。2020 年 3 月查红细胞沉降率 6 mm/h,铁蛋白 695 ng/mL,2020 年 4 月复查红细胞沉降率 29 mm/h,C 反应蛋白 20.4 mg/L,铁蛋白 590 ng/mL,停用雷公藤多苷片,改甲氨蝶呤 10 mg,每周 1 次,来氟米特 10 mg,每日 1 次,口服。刻下:患者热已平,关节疼痛时作,面部皮疹,纳可,大便正常。舌红苔白脉细。

既往史:否认慢性疾病史。

过敏史:无药物及食物过敏史。

体格检查:神志清,精神尚可,两肺未及啰音,心率 78 次/分,律齐,未及杂音,全腹软,无压痛反跳痛。全身关节未见明显畸形。

西医诊断：成人型斯蒂尔病。

中医诊断：痹病。

辨证：肝肾不足。

治则：补益肝肾，行气止痛。

处方：

生地黄 9 g	金雀根 15 g	生石膏 30 g	淡竹叶 30 g
莪术 9 g	丹参 15 g	片姜黄 30 g	芡实 30 g
伸筋草 30 g	陈皮 6 g	炙甘草 6 g	

14 剂。水煎 400 mL，早晚分 2 次温服。

二诊：2020 年 5 月 5 日。患者近日来有低热，体温最高 37.3℃，关节疼痛，纳可，大便正常。舌红苔白脉细。治以补益肝肾、清退虚热。上方加青蒿 15 g、地骨皮 15 g、土茯苓 15 g，14 剂。

三诊：2020 年 5 月 26 日。患者无发热，关节疼痛有减轻，面部皮疹时有新发，纳可，大便正常。舌红苔白脉细。治以补益肝肾、凉血活血。上方去青蒿、地骨皮，加鸭跖草 15 g、赤芍 15 g、白芍 15 g，14 剂。

【按语】

患者发热，关节疼痛时作，面部皮疹，纳可，大便正常。舌红苔白脉细。四诊合参，属痹病，辨证为肝肾不足。本病责之于肝肾不足所致关节疼痛，兼有血瘀，不通则痛，故以补益肝肾、活血行气止痛治疗。方中生地黄清热凉血，滋阴生津；金雀根清肺益脾，活血通络；片姜黄、伸筋草散寒除湿，活血通络止痛；生石膏、淡竹叶、鸭跖草清热泻火解毒；芡实健脾益肾除湿；土茯苓通利关节；青蒿、地骨皮清退虚热；五味子、麦冬养阴生津，清心；丹参、莪术、赤芍、白芍活血化瘀，清热凉血；陈皮、甘草益气健脾，固护脾胃。

（张玉兰）

六、大动脉炎

 医案

张某，女，52 岁。

初诊：2020 年 4 月 21 日。

主诉：心悸伴咳嗽 3 年。

现病史：患者 3 年前因主动脉增宽牵连支气管，致咳嗽不止，在某医院行手术治疗。2017年又出现动脉栓塞,在某医院确诊为大动脉炎,予以醋酸泼尼松片10 mg,每日1次,口服,甲氨蝶呤10 mg,每周1次,口服。刻下:患者心悸,动则尤甚,双下肢肿胀乏力,时有头晕,伴左侧肢体肤温偏低,左侧无脉,纳可,大便正常,舌红苔薄白,脉细。

既往史:否认慢性疾病史。

过敏史:无药物及食物过敏史。

体格检查:血压160/50 mmHg,神志清,精神尚可,两肺未及啰音,心率83次/分,律齐,未及杂音,全腹软,无压痛反跳痛。

辅助检查:暂无。

西医诊断:大动脉炎。

中医诊断:痹病。

辨证:肝肾不足。

治则:补益肝肾,活血通络。

处方:

生地黄9 g	金雀根15 g	莪术9 g	丹参15 g
淫羊藿15 g	当归15 g	伸筋草30 g	天麻9 g
葛根30 g	白芍9 g	陈皮6 g	炙甘草6 g

水牛角颗粒30 g

14剂。水煎400 mL,早晚分2次温服。

【按语】

痹病盖因正虚邪侵络脉痹阻,致筋骨、关节、血脉、肌肉受累,本病病位在脉络,脉络瘀阻,气血失运。病机除肝肾两虚,肝阳上亢,兼有瘀血内停,治疗以平肝、破血逐瘀。遵络病治法皆以通为本,当以祛瘀通络以治其标,补益肝肾以治其本。以益气补血之药养脉荣络,则助气调血畅,以补通络。

(张玉兰)

七、风湿性多肌痛

医案一

周某,女,42岁。

初诊:2020年4月28日。

主诉:全身骨节酸痛1年余。

现病史：患者1年来无明显诱因下出现全身骨节酸痛，在外院查PET-CT：两肺陈旧灶，老年脑，头颅MRI示多发缺血灶，血常规正常，免疫球蛋白G、免疫球蛋白M、免疫球蛋白A、补体C3、C4、肝肾功能均正常，抗核抗体阴性、抗ENA抗体阴性、抗CCP抗体阴性、类风湿因子阴性，红细胞沉降率22 mm/h，未明确诊断。刻下：患者肩背疼痛，四肢大腿疼痛，夜寐不安，纳可，便调，舌红苔薄脉细。

既往史：否认慢性疾病史。

过敏史：无药物及食物过敏史。

体格检查：神志清，精神尚可，两肺未及啰音，心率78次/分，律齐，未及杂音，全腹软，无压痛反跳痛。

西医诊断：风湿性多肌痛。

中医诊断：痹病。

辨证：肝肾不足。

治则：补益肝肾，通络止痛。

处方：

生地黄9 g	金雀根30 g	片姜黄30 g	伸筋草30 g
威灵仙30 g	当归9 g	丹参30 g	川芎9 g
丝瓜络15 g	灵磁石30 g	合欢皮15 g	陈皮6 g
佛手6 g	炙甘草6 g		

14剂。水煎400 mL，早晚分2次温服。

二诊：2020年5月12日。患者肩背疼痛，四肢大腿疼痛，夜寐不安，纳可，便调，舌红苔薄脉细。治以补益肝肾、通络止痛。上方加青风藤15 g、络石藤15 g，14剂。

三诊：2020年5月26日。患者肩背疼痛及四肢大腿疼痛改善，腰酸，夜寐欠安，纳可，便调，舌红苔薄脉细。治以补益肝肾、通络止痛。上方加芡实15 g、淫羊藿15 g，14剂。

【按语】

患者肩背疼痛，四肢大腿疼痛，夜寐不安，纳可，便调，舌红苔薄脉细。四诊合参属肌痹，辨证为肝肾不足。风湿性多肌痛属中医学痛痹、肌痹范畴。外感风寒湿邪，阻滞经脉成瘀，不通则痛；内发脾肾阳虚，气血不足，病邪日久，气血不荣，不荣则痛，疾病初期应祛除寒湿等外邪，而后活血化瘀、通利经络。疾病缓解期，正气已衰，应补益脾肾以助阳，补益肺气以固卫。方中生地黄清热凉血，滋阴生津；金雀根清肺益脾，活血通络；片姜黄、伸筋草散寒除湿，活血通络止痛；青风藤、络石藤、威灵仙、川牛膝、丝瓜络祛风除湿,通络止痛;芡实、淫羊藿补肾,祛风除湿;当归、丹参、川芎、莪术活血化瘀;灵磁石、合欢皮镇静安神;陈皮、甘草益气健脾,固护脾胃。

(张玉兰)

医案二

朱某,男,62 岁。

初诊:2020 年 8 月 11 日。

主诉:全身骨节疼痛 2 年余。

现病史:患者 2 年来无明显诱因下出现全身骨节疼痛,曾在外院查肝、胆、胰、脾、肾超声未见明显异常,血常规正常、C 反应蛋白 15.8 mg/L,红细胞沉降率 23 mm/h,肝肾功能正常,抗核抗体、抗 ENA 抗体均正常。刻下:患者关节疼痛,呈游走性,发作时局部肿胀,3~5 日后可自行缓解,曾服用抗生素及非甾体类抗炎药(NSAIDs)治疗,怕冷,纳可便调,舌淡红苔薄脉细。

既往史:否认慢性疾病史。

过敏史:无药物及食物过敏史。

体格检查:神志清,精神尚可,两肺未及啰音,心率 82 次/分,律齐,未及杂音,全腹软,无压痛反跳痛。

西医诊断:风湿性多肌痛可能。

中医诊断:痹病。

辨证:肝肾不足,寒邪痹阻。

治则:补益肝肾,清热活血。

处方:

生地黄 9 g	金雀根 15 g	山药 9 g	片姜黄 30 g
伸筋草 30 g	威灵仙 30 g	淫羊藿 30 g	当归 9 g
莪术 9 g	鹿角片 10 g	桂枝 9 g	川牛膝 15 g
陈皮 6 g	佛手 6 g	炙甘草 6 g	水牛角颗粒 30 g

14 剂。水煎 400 mL,早晚分 2 次温服。

二诊:2020 年 8 月 25 日。患者游走性关节疼痛有减轻,局部稍肿胀,怕冷,纳可便调,舌淡红苔薄脉细。治以补益肝肾、活血通络。上方加青风藤 30 g、络石藤 30 g、猪苓 15 g、茯苓 15 g,14 剂。

三诊:2020 年 9 月 8 日。患者游走性关节疼痛缓解,局部肿胀减轻,怕冷,纳可便调,舌淡红苔薄脉细。治以补益肝肾、活血通络。上方加金樱子 30 g、石菖蒲 30 g、芡实 30 g,14 剂。

【按语】

患者关节疼痛,呈游走性,发作时局部肿胀,3～5 日后可自行缓解,怕冷,纳可便调,舌淡红苔薄脉细。四诊合参属肌痹,辨证为肝肾不足、寒邪痹阻。外感风寒湿邪,阻滞经脉成瘀,不通则痛;内发脾肾阳虚,气血不足,病邪日久,气血不荣,不荣则痛。鉴于以上病因、病位及病机,疾病初期应祛除寒湿等外邪,而后活血化瘀、通利经络。病缓解期,正气已衰,应补益脾肾以助阳,补益肺气以固卫。方中生地黄清热凉血,滋阴生津;金雀根清肺益脾,活血通络;片姜黄、伸筋草散寒除湿,活血通络止痛;生石膏、忍冬藤、淡竹叶清热通络;威灵仙、青风藤、络石藤祛风湿,通络止痛;川牛膝祛风利湿,活血祛瘀;山药、淫羊藿、金樱子、芡实补益肝肾除湿;猪苓、茯苓、石菖蒲健脾除湿;丹参、莪术、水牛角颗粒活血化瘀,凉血解毒;桂枝温通经脉;鹿角片补肾阳,益精血,强筋骨;陈皮、佛手、甘草益气健脾,固护脾胃。

(张玉兰)

八、白塞综合征

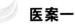

医案一

周某,男,51 岁。

初诊:2020 年 6 月 23 日。

主诉:反复口腔溃疡 5 月余。

现病史:患者 5 个月来反复出现口腔溃疡,外阴溃疡,伴有结节性红斑,在当地诊断为白塞病,在当地给予沙利度胺、硫酸羟氯喹,症状稍减,改善后减量服药。2020 年 4 月在某医院就诊,查红细胞沉降率 16 mm/h,肝肾功能正常,抗核抗体、抗 ENA 抗体、类风湿因子、抗 CCP 抗体、GPI 均正常,诊断为白塞综合征,予沙利度胺、硫酸羟氯喹口服。刻下:患者时发口腔溃疡,此起彼伏,纳可便干结,舌红苔薄脉细。

既往史:否认慢性疾病史。

过敏史:无药物及食物过敏史。

体格检查:神志清,精神尚可,两肺未及啰音,心率 78 次/分,律齐,未及杂音,全腹软,无压痛反跳痛。

西医诊断：白塞综合征。

中医诊断：狐惑病。

辨证：肝肾不足，湿热痹阻。

治则：补益肝肾，清热凉血。

处方：

生地黄 9 g	金雀根 30 g	淡竹叶 30 g	土茯苓 30 g
苦参 30 g	蒲公英 30 g	黄连 6 g	白芍 30 g
生石膏 30 g	陈皮 6 g	炙甘草 6 g	水牛角颗粒 30 g

14 剂。水煎 400 mL，早晚分 2 次温服。

二诊：2020 年 7 月 7 日。患者口腔溃疡，未有新发，少心烦，纳可，便干结，舌红苔薄脉细。治以补益肝肾、清热凉血。上方加白茅根 30 g、龟甲 9 g，14 剂。

三诊：2020 年 7 月 21 日。患者口腔溃疡减轻，胸闷心悸易发，纳可，便偏干，舌红苔薄脉细。治以补益肝肾、清热凉血。上方加瓜蒌仁 30 g、薤白 9 g，14 剂。

【按语】

患者时发口腔溃疡，此起彼伏，纳可，便干结，舌红苔薄脉细。四诊合参，属狐惑病，辨证为肝肾不足、湿热痹阻。本病病位在心、肝、肾三脏，湿热郁蒸，化腐为虫，虫毒腐蚀咽喉、二阴所致，脏腑功能失调或素体亏虚，脏腑气血阴阳失调。急性活动期多呈现热毒壅盛之实证，中、晚期多见本虚标实或虚实夹杂之证，久病体虚，损及肝肾，阴阳互损，缠绵难愈。方中生地黄清热凉血，滋阴生津；金雀根清肺益脾，活血通络；生石膏、淡竹叶、蒲公英清热解毒泻火；黄连、苦参、白茅根清热燥湿，杀虫；土茯苓除湿，通利关节；白芍、水牛角颗粒凉血解毒；龟甲滋阴潜阳，补肾养心；陈皮、甘草益气健脾，固护脾胃。

（张玉兰）

医案二

麻某，男，53 岁。

初诊：2017 年 12 月 27 日。

主诉：反复发热、口腔溃疡、腹胀腹痛 1 年余。

现病史：患者 2016 年 12 月无明显诱因下发热，最高体温 39℃，伴腰酸腹胀，至某医院就诊，诊断为克罗恩病，行结肠息肉切除术后病情未有好转。多方寻医后 2017 年 1 月诊断为肠白塞病，予醋酸泼尼松片，30 mg，每日 1 次，口服，甲氨蝶呤 10 mg,每周 1 次,口服治疗,后病情好转,醋酸泼尼松片减至 5 mg,每日 1 次,口服至今。

刻下:腹部胀痛,无明显发热,腰酸乏力,口溃,口干,偶有头晕,胃纳差,大便每日 2～3 次,小便正常,夜寐可。舌红,苔黄腻,脉滑。

既往史:2016 年 12 月 12 日于某医院行结肠息肉切除术。

过敏史:否认药物及食物过敏史。

体格检查:体温 37.1℃,心率 76 次/分,呼吸 18 次/分,血压 128/80 mmHg。神色清明,形体适中,步入病房,表情自然,呼吸调匀,自动体位,查体合作。舌红,苔黄腻,脉滑。全身皮肤、黏膜及浅表淋巴结无异常,咽部无充血,双侧扁桃体无肿大,双肺呼吸音清晰。心音正常,心律齐,腹软,无压痛及反跳痛,双侧下肢无水肿,生理反射存在,病理反射未引出。无关节肿胀及疼痛。

辅助检查:2017 年 1 月 12 日胶囊镜示:① 全小肠多发溃疡;② 回肠息肉?③ 结肠息肉。2017 年 2 月 28 日小肠镜示:① 回肠多发糜烂;② 回肠淋巴滤泡增生症。

西医诊断:白塞综合征。

中医诊断:狐惑病。

辨证:阴虚内热,脾虚湿盛。

治则:滋阴清热,健脾燥湿。

处方:

生地黄 9 g	水牛角 30 g	白茅根 30 g	百合 15 g
淡竹叶 30 g	淮小麦 30 g	金雀根 30 g	淮山药 30 g
芡实 30 g	苍术 30 g	黄连 9 g	陈皮 15 g
佛手 6 g	甘草 6 g	大枣 9 g	

14 剂。水煎 400 mL,早晚分 2 次温服。

调护如下。① 饮食禁忌:避免进食葱、蒜、辣椒、醋等刺激性食品和温度高、质地硬的食物。忌烟酒。热盛者,避免食用羊肉、狗肉、驴肉等温热性食物。② 口腔护理:保持口腔清洁,使用软毛刷加强餐前、餐后及睡前漱口;口腔溃疡严重时改用消毒棉球和漱口液,准备 2 种以上漱口液交替使用。避免进食温度高、硬、有刺激性的食物;溃疡严重时应进食流质或半流质饮食。③ 眼部护理:眼睛疼痛或有畏光、流泪、异物感及飞蛾感患者少看电视、书报,注意用眼卫生。外出应戴太阳帽和眼镜。

二诊:2018 年 1 月 10 日。药后患者症情平稳,腹部胀痛较前好转,腰酸乏力减轻,口溃渐愈,口干仍有,稍有眼干眼痒,大便每日 3～4 次,小便正常,纳寐可,舌脉同前。

辅助检查:红细胞沉降率 52.8 mm/h,C 反应蛋白 47.02 mg/L,抗核抗体阴性,抗 ENA 抗体阴性,补体正常,血常规、尿常规正常。

初诊方加生石膏 15 g、麦冬 9 g、五味子 9 g、丹参 30 g、牡丹皮 30 g、苦参 30 g、密蒙花 9 g。共 7 剂,水煎服,日 1 剂。

【按语】

白塞综合征属中医"狐惑"范畴,本病的基本病机为湿热毒瘀互结,循经窜络,着于诸窍或蕴结关节、脏腑而发病。而《金匮要略方论本义》提出"狐惑者,阴虚血热之病也",湿热毒邪蕴结日久,邪热灼伤阴液,阴虚而生内热,与湿浊相合,湿热虚火扰动心、脾、肝、肾乃变生狐惑诸症,故本病虚实夹杂。病机关键在于"湿热毒瘀虚",而脾肾两虚,余邪未尽,则使得狐惑病反复发作。治疗上以滋阴清热和燥湿健脾为主。

初诊方中生地黄、水牛角、白茅根三药伍用为君,《本经逢原》云:"干地黄,内专凉血滋阴,外润皮肤荣泽,病人虚而有热者宜加用之。"《本草正义》云:"白茅根,寒凉而味甚甘,能清血分之热,而不伤于燥,又不黏腻,故凉血而不虑其积瘀。"水牛角、生地黄伍用,是取犀角地黄汤之意,犀角地黄汤出自《外台秘要》,具有清热解毒、凉血散瘀之功,水牛角清热凉血解毒,生地黄滋阴凉血泻火,二药伍用,相得益彰,清热凉血,泻火解毒之力益增;百合、淡竹叶、淮小麦、黄连、苍术、芡实、淮山药共为臣药,百合、淡竹叶养阴润燥,清泻心火;淮小麦甘淡,益气养阴除热,可助生地黄滋补阴液之功;黄连、苍术、芡实、淮山药健脾燥湿收敛,黄连味苦,性寒,清热燥湿,泻火解毒,且尤善清中焦之火,现代药理学研究表明,黄连既可调节胃肠功能,又可抑制肠液分泌;苍术味辛、苦,性温,入脾胃经,既能健脾燥湿,又能祛风湿,止痹痛,对胃平滑肌和小肠有解痉作用,也可抑制肠液分泌;芡实、山药健脾胃,除湿气,收敛止泻;金雀根活血通络,益气健脾,且具有免疫抑制和抗炎作用;本病病程迁延,故在治疗中应注意顾护胃气,陈皮、佛手、大枣理气和胃,甘草调和诸药,共为佐使药。

二诊患者口干眼干,予加用生石膏清热生津,麦冬、五味子滋阴润燥,补肾养心;密蒙花清肝明目,清热退翳;为防止养阴药加重脾胃湿滞的症状,加用苦参清热解毒燥湿,现代药理学研究显示其有抑制免疫和改善大便脓血的效果;另外,《临证指南医案》中指出:"初病在经,久病入络,以经主气,络主血。"久病入络,血脉瘀阻,痹阻不通,且"瘀血不去,新血不生",予加用牡丹皮、丹参,牡丹皮长于凉血散瘀,清透阴分伏火,丹参善于活血化瘀,去瘀生新。全方滋阴清热,健脾燥湿,兼以活血,阴虚得补,内热得泄,湿邪得祛,标本同治,则见患者腹痛、口溃等症渐消。

（肖小莉）

医案三

徐某,男,28 岁。

初诊:2012 年 6 月 13 日。

主诉:反复口腔、外阴溃疡 10 年余,加重 3 个月。

现病史:患者自 2002 年开始出现口腔、外阴部溃疡,反复发作,伴关节疼痛,就诊于当地医院,诊断为类风湿关节炎,予甲氨蝶呤、美洛昔康治疗,疗效不显。2012 年 3 月症状加重,发热,皮肤毛囊炎,针刺反应阳性。2012 年 4 月就诊于某院,当时双下肢伴发结节性红斑,查抗 CCP 抗体阴性,抗核抗体阳性滴度1:100(核仁型),抗 ENA 抗体阴性,补体正常,C 反应蛋白阴性,抗链球菌溶血素 O 正常,尿常规正常,血常规示白细胞 12.51×10^9/L,诊断为变应性血管炎,患者要求转院治疗。再至另一医院,诊断为白塞综合征,予醋酸泼尼松片15 mg,每日 2 次,口服,沙利度胺片 50 mg,每晚 1 次,口服,秋水仙碱片 1 mg,每日 1 次,口服,奥美拉唑肠溶片 20 mg,每日 2 次,口服。当时因 T 细胞斑点阳性,曾用异烟肼片 0.3 g,每日 1 次,抗结核治疗至今。

刻诊:口腔、外阴溃疡,两眼涩痛,视物不清,伴双手血管炎,口干,少量毛囊炎,关节疼痛不显,纳可,大便偏干,小便正常,舌淡红,苔薄白,脉细。

西医诊断:白塞综合征。

中医诊断:狐惑病。

辨证:肝肾不足,阴虚内热。

治则:补益肝肾,养阴清热。

处方:

生地黄 9 g	百合 15 g	金雀根 30 g	淡竹叶 30 g
苦参 15 g	土茯苓 15 g	连翘 9 g	黄连 9 g
吴茱萸 3 g	赤芍 9 g	白芍 9 g	川芎 9 g
淮山药 15 g	密蒙花 12 g	陈皮 6 g	佛手 6 g
生甘草 6 g			

14 剂,每日 1 剂,水煎 2 次,取汁 300 mL,分早、晚 2 次饭后温服。

二诊：2012年6月29日，服药后症减，口腔、外阴溃疡较前改善，双手血管炎减轻，大便畅，夜寐欠安。初诊方加蒲公英30 g、首乌藤30 g、磁石30 g。服14剂后患者症状明显改善，继服二诊方14剂，巩固治疗。

【按语】

究其病史，当为多年白塞综合征患者，病程较长，反复发作，日久难免湿热毒邪耗阴伤气，日久损及肝肾，导致肝肾阴虚。方中生地黄、淮山药滋补肝肾，百合、淡竹叶、连翘清心泻火，密蒙花清肝明目，金雀根、苦参祛风除湿，川芎、赤芍活血化瘀，川黄连、吴茱萸和胃。始予补益肝肾，兼清心、清肝之品，后肝肾亏虚得以调整，内热得以清泻，患者口腔、外阴溃疡逐步得以缓解。

（江春春）

九、痛风性关节炎

医案一

张某，男，47岁。

初诊：2020年6月23日。

主诉：左跖趾关节疼痛反复2年。

现病史：患者2年来反复出现左跖趾关节疼痛，诊断为"痛风"，近期查尿酸581 μmol/L，尿常规：pH 5.0，服用塞来昔布后症情可有缓解。近日来患者疼痛有反复。刻下：患者左跖趾关节疼痛又作，服用塞来昔布后症情缓解不明显，胃纳差，二便尚可，夜寐不安。舌红苔薄脉细。

既往史：有肾结石史10年。近期体检超声提示肾结石、胆囊结石、甲状腺结节。否认其他慢性疾病史。

过敏史：无药物及食物过敏史。

体格检查：神志清，精神尚可，两肺未及啰音，心率80次/分，律齐，未及杂音，全腹软，无压痛反跳痛。

西医诊断：痛风性关节炎。

中医诊断：痹病。

辨证：湿热内蕴。

治则：清热利湿。

处方：

生地黄9 g	生石膏30 g	金雀根15 g	伸筋草30 g

车前草 15 g　　　　车前子 15 g　　　　芡实 30 g　　　　陈皮 6 g

炙甘草 9 g　　　　大枣 9 g

14 剂。水煎 400 mL,早晚分 2 次温服。

二诊:2020 年 7 月 7 日。患者左跖趾关节轻度疼痛伴红肿,胃纳差,二便尚可,夜寐不安。舌红苔薄脉细。治以清热利湿。上方加萆薢 15 g、泽泻 20 g、威灵仙 30 g,14 剂。

三诊:2020 年 7 月 21 日。患者左跖趾关节疼痛红肿均改善,胃纳少,二便尚可,夜寐不安。舌红苔薄脉细。治以清热利湿。上方去伸筋草、威灵仙,加淡竹叶 15 g、土茯苓 30 g,14 剂。

【按语】

患者左跖趾关节疼痛,服用塞来昔布后症情缓解不明显,胃纳差,二便尚可,夜寐不安。舌红苔薄脉细。四诊合参属痛风病,辨证为湿热内蕴。《素问·生气通天论》云:"高粱之变,足生大丁。"患者喜食肥厚,湿热中阻,久而湿热下注,郁而成疾。中医当以健脾为先,兼以清热化湿、理气通络。方中生地黄清热凉血,滋阴生津;金雀根清肺益脾,活血通络;生石膏、淡竹叶清热泻火;伸筋草、威灵仙祛风湿,通络止痛;车前草、车前子、萆薢、泽泻清热利湿;土茯苓除湿,通利关节;芡实益肾除湿;陈皮、甘草、大枣益气健脾,固护脾胃。

(张玉兰)

医案二

段某,男,32 岁。

初诊:2018 年 6 月 8 日。

主诉:反复右手指间关节肿痛 2 年,加重 2 日。

现病史:患者 2016 年初无明显诱因下出现右手第二指间关节肿痛,夜间疼痛尤甚,平素长期居住国外,饮食不节,未予重视和治疗。后右手第二手指伸侧开始出现黄白色赘生物,并不断扩大,局部皮肤菲薄,手指活动受限。回国后遂至外院就诊,查尿酸 572 μmol/L,肌酐 112 μmol/L,尿常规示 pH 值 5.0,余正常。肾结石(一)。先后予非布司他、苯溴马隆降尿酸治疗,均由于胃肠反应不能耐受故停,2 日前,患者饮酒后手指肿痛又作,疼痛难忍,遂至我科门诊就诊。刻诊:右手第二指间关节红肿热痛,活动受限,触之痛甚,伸侧见黄白色赘生物,触之较硬,大小约 5 cm×1.8 cm,局部皮肤菲薄,无发热,余关节无肿痛,无腹痛等,纳可,二便尚调,夜寐一般。舌红苔黄腻,脉弦滑数。

辅助检查（2018 年 6 月 8 日上海市中医医院）：尿酸 548 μmol/L，肌酐 110 μmol/L；尿常规：pH 值 5.0，余正常。尿微量白蛋白（一）；红细胞沉降率 64 mm/h；C 反应蛋白 36 mg/L。

西医诊断：痛风性关节炎。

中医诊断：痛风。

辨证：湿热瘀毒，痹阻脉络。

治则：清热凉血，化瘀止痛。

处方：复方络石藤汤加减。

生地黄 18 g	络石藤 30 g	伸筋草 30 g	大血藤 30 g
北秦皮 30 g	虎杖根 30 g	忍冬藤 30 g	车前子 30 g
薏苡仁 30 g	广泽泻 18 g	桑白皮 18 g	川牛膝 18 g
广陈皮 6 g	佛手 6 g	生甘草 6 g	

14 剂。水煎 400 mL，早晚分 2 次温服。

碳酸氢钠片 0.3 g×1 盒，每日 1 次，每次 0.9 g，口服。

二诊：患者手指关节红肿热痛明显好转，压痛明显减轻，皮色不红，赘生物触之较前柔软，活动度较前改善，腹胀，大便质稀不成形，纳可，小便调，夜寐安。查血尿酸 450 μmol/L，肌酐 100 μmol/L；尿常规：pH 值 6.0，余正常。红细胞沉降率 34 mm/h；C 反应蛋白 15 mg/L。舌红苔薄黄脉细。前法得度，再拟调治。

上方去虎杖根，加白术 9 g，山药 15 g，芡实 15 g，14 剂。

三诊：患者复查血尿酸 380 μmol/L，肌酐 89 μmol/L。尿常规：pH 值 6.5，余正常。红细胞沉降率 15 mm/h；C 反应蛋白 2.4 mg/L。继进原法化裁，继服中药 2 个月，症情基本康复，手指赘生物质地进一步变软，随访无复发。

医嘱如下。① 煎药方法：中药倒入药罐，头煎加冷水 500 mL，浸泡 2 小时，先取水牛角煎煮 30 分钟后，再加入浸泡中药，大火煮沸，小火煎煮 20 分钟左右，取汁；第二汁也煎 20 分钟左右，然后去渣，将两煎相混，小火浓缩至 400 mL，分早晚两次顿服，日 1 剂。② 避风寒，慎起居，调饮食，畅情志，多饮水，控制体重。门诊随访。③ 禁忌食物：啤酒、海鲜（金枪鱼、三文鱼尤甚）、动物内脏、荤汤等高嘌呤食物。

【按语】

元代朱丹溪在《格致余论》中最先明确提出"痛风"的病名。《丹溪心法·痛风》亦描述了痛风发作的症状："四肢上或身上一处肿痛，或移动他处，色红不圆块，参差逐步形成起，按之滚热，便是痛风""其痛处，赤痛灼热"。朱丹溪是浙江人,民间常食海鲜,为我国痛风的高发地区,因而他对于治疗痛风有着丰富的临床基础。

本患者患病 2 年,疼痛持续存在,观其证,析其因,系素体阳盛,"肾为先天之本""脾为后天之本",脾肾功能失调,复因饮食不节,嗜酒肥甘,脾失健运,肝失疏泄,聚湿生痰,血滞为瘀,久蕴不解,酿生浊毒。湿热瘀毒外则流注经络骨节,肢体疼痛,甚则痰瘀浊毒附骨,出现痛风结节。本病以脾肾失调、脏腑蕴热为本,以湿热、痰瘀、浊毒为标。故与痹病发病机制各异,治疗当易辙寻之。"急则治标,缓则治本",发作期以清热除湿、化瘀通络止痛为主,缓解期则以健脾益肾为主。正所谓"正气存内,邪不可干"。扶正安元,祛邪务尽。方中络石藤味苦性凉,合生地黄能凉血解毒化瘀,配伸筋草则可祛风除湿、舒筋活络,两擅其功,三药紧扣痛风急性发作主要病机,其中生地黄亦可补益肾气,有"未病先防""先安未受邪之地"之意,共为君药。"考之于古,验之于今",伸筋草药理证实所含的石松碱具有降低尿酸之效;又因《丹溪心法》中提出"肥人肢节痛,多是风湿与痰饮流注经络而痛",除湿通络之法不可偏废,故佐以虎杖、忍冬藤、鸡血藤化瘀滞、利经络、通利血脉关节,其中鸡血藤亦蕴含"治风先治血,血行风自灭"之意;湿热氤氲,易蒙上流下,弥漫三焦,痛风病位虽属下部,然除湿之法应兼顾三焦,重在下焦,因而重用车前子、泽泻、薏苡仁等导湿邪从下焦而去,秦皮清热燥湿,桑白皮宣肃肺气,通调水道而利湿,以上利湿、燥湿、宣湿三法并投,治备三焦;湿邪黏腻,易阻气机,故佐以陈皮、佛手理气,亦即叶天士所谓"流动之品",以求气行湿化,甘草调和诸药。观全方清热除湿、化瘀通络止痛,故守法服用,终获良效。缓解期,由于患者脾失健运为其病本,加用白术、山药、芡实健运脾胃,扶正固本,脾健肾强脏腑和,气血津液运行如常,杜其生痰生湿之源,湿痰瘀毒不生,其病自愈。同时,强调痛风患者当注意饮食宜忌,少食肥甘荤腥及高嘌呤食物,做好医患配合,方能药到痛除,效如桴鼓。

(黄慧萍)

十、骨关节病

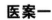

医案一

许某,女,30 岁。

初诊:2020 年 7 月 7 日。

主诉:关节酸痛半个月。

现病史：患者半个月前无明显诱因下出现关节酸痛，以右踝关节为主，曾在外院查类风湿因子 39.7 U/mL，2 周后复查风湿因子正常，右踝关节 MRI 平扫：右踝后韧带拉伤，右踝关节少量积液。刻下：患者关节肿痛，以右踝关节为主。夜寐尚可，纳差，二便正常，舌红苔腻，脉细。

既往史：否认慢性疾病史。

过敏史：无药物及食物过敏史。

体格检查：神志清，精神尚可，两肺未及啰音，心率 76 次/分，律齐，未及杂音，全腹软，无压痛反跳痛。

西医诊断：骨关节病。

中医诊断：痹病。

辨证：湿热阻络。

治则：祛湿健脾，通络止痛。

处方：

藿香 9 g	佩兰 9 g	紫苏梗 9 g	白豆蔻 3 g
生薏苡仁 30 g	葶苈子 15 g	白芥子 9 g	片姜黄 30 g
伸筋草 30 g	车前子 15 g	土茯苓 15 g	车前草 15 g
芡实 30 g	陈皮 6 g	佛手 6 g	炙甘草 6 g

14 剂。水煎 400 mL，早晚分 2 次温服。

二诊：2020 年 7 月 21 日。患者关节肿痛稍改善，以右踝关节为主。夜寐尚可，纳差，二便正常，舌红苔腻，脉细。治以祛湿健脾、通络止痛。上方加苍术 15 g、白术 15 g、石菖蒲 9 g、鸡血藤 15 g、川芎 9 g，14 剂。

三诊：2020 年 8 月 4 日。患者关节肿痛明显改善，夜寐尚可，纳好转，二便正常，舌红苔少腻，脉细。治以祛湿健脾、通络止痛。上方去藿香、佩兰、白豆蔻，加威灵仙 15 g、莪术 9 g，14 剂。

【按语】

患者关节肿痛，以右踝关节为主。夜寐尚可，纳差，二便正常，舌红苔腻，脉细。四诊合参属痹病，辨证为湿热阻络。本病的主要病机，可概括为痰湿内生，治疗以健脾除湿、化痰通络止痛为主。方中藿香、佩兰、白豆蔻、生薏苡仁、苍术、白术、石菖蒲健脾化痰除湿；片姜黄、伸筋草、威灵仙散寒除湿，活血通络止痛；葶苈子、芥子消肿；土茯苓除湿，通利关节；车前子、车前草清热利湿；芡实益肾除湿；川芎、鸡血藤、莪术活血补血通络；陈皮、甘草、佛手益气健脾，固护脾胃。

（张玉兰）

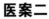 医案二

李某,女,61 岁。

初诊:2020 年 11 月 11 日。

主诉:双膝关节疼痛 2 年余,加重 1 周。

现病史:患者 2 年前无明显诱因下出现双膝关节疼痛,行走欠利,活动后膝关节疼痛加重,休息后可缓解;近 1 周来患者休息时也感疼痛,夜间明显,曾在外院查膝关节 X 线:双膝退行性改变,予口服布洛芬缓释片、盐酸氨基葡萄糖等后症情稍有减轻。刻下:患者双膝关节时有疼痛,活动后为甚,膝关节稍肿胀,无发热,伴有腰痛,头晕少,口干,纳可,二便尚可。舌暗红,苔薄,脉细。

既往史:有高血压史,口服氯沙坦钾,血压控制尚可。有窦性心律过缓史。否认其他慢性疾病史。

过敏史:无药物及食物过敏史。

体格检查:神志清,精神尚可,血压 120/80 mmHg,两肺呼吸音粗,未及啰音,心率 62 次/分,律齐,未及杂音,全腹软,无压痛反跳痛。

西医诊断:骨关节病。

中医诊断:痹病。

辨证:肝肾两虚,痰湿痹阻。

治则:补益肝肾,除湿通络。

处方:

独活 9 g	桑寄生 15 g	杜仲 9 g	怀牛膝 9 g
菟丝子 15 g	淫羊藿 15 g	生地黄 9 g	薏苡仁 15 g
白术 9 g	白茯苓 15 g	桂枝 6 g	当归 9 g
川芎 9 g	鸡血藤 15 g	鹿角片 9 g	羌活 9 g
炙甘草 6 g			

7 剂。水煎 400 mL,早晚分 2 次温服。

【按语】

老年患者,脏腑亏虚,肝肾两虚,筋脉失养;正当立冬时节,感受风寒湿之邪,发为痹病;病程日久,气血运行不畅,则血脉痹阻;故治疗兼顾虚、寒、湿、瘀。临床治疗关节疼痛,或见肿胀,以下肢关节为主,临证加用金雀根、威灵仙、羌活等祛风除湿药。严重者出现关节积液、滑膜炎,临证加用葶苈子、白芥子消肿。古籍有记载白芥子善化痰涎,皮里膜外之痰无不消去。初为气结在经,久则血伤入

络,临证中常配伍川芎、鸡血藤等活血补血药。

（张玉兰）

医案三

谢某,男,74 岁。

初诊:2022 年 3 月 22 日。

主诉:反复右肩关节疼痛 5 年余,加重 1 周。

现病史:患者于 2018 年无明显诱因下出现右肩关节疼痛呈针刺样疼痛,遇天冷则疼痛加重,活动不畅,上展活动受限,于院外诊断为"肩周炎",予对症止痛,针灸、康复等治疗后好转,后未继续诊治,疼痛时有反复,1 周前,患者无明显诱因再次出现关节疼痛加重,为求进一步治疗,就诊于我院。

刻下:患者右侧肩关节疼痛,呈针刺样,活动受限,右前臂牵扯性麻木,放射至右手腕部,双侧足跟部疼痛,行走后加重,时有头晕,无视物模糊,无黑蒙,胃纳一般,二便调,夜寐可,舌质红,苔薄白,脉细。

西医诊断:骨关节病。

中医诊断:骨痹。

辨证:肝肾亏虚兼瘀阻血络。

治则:补益肝肾,活血止痛。

处方:

生地黄 9 g	金雀根 30 g	片姜黄 30 g	伸筋草 30 g
丹参 30 g	威灵仙 30 g	淡竹叶 30 g	青风藤 30 g
络石藤 30 g	莪术 9 g	淫羊藿 9 g	紫苏梗 9 g
炒谷芽 30 g	炒麦芽 30 g	积雪草 30 g	玉米须 30 g
猪苓 15 g	茯苓 15 g	生槐米 9 g	陈皮 9 g
佛手 6 g	甘草 6 g		

14 剂。每日 1 剂,早晚饭后温服。嘱患者注意保暖,避免食用辛辣、刺激食物等。

二诊:2022 年 4 月 12 日。患者因清明节服药未复诊停药 1 周,药后右肩关节疼痛较前有所缓解,仍时有前臂麻木不适,足跟疼痛亦有所缓解,无视物模糊,胃纳可,二便尚调,夜寐可,舌质红,苔薄白,脉细。前方减谷芽、麦芽,加桂枝 9 g,羌活 30 g,每日 1 剂,水煎服,早晚分服,继服 14 剂。

三诊:2022 年 4 月 26 日。服药后偶觉右肩关节酸麻不适,轻度活动受限,劳累及远距离运动后稍有足跟不适,胃纳馨,二便调,夜寐安。舌质红,苔薄白,脉细。前方加杜仲 12 g、川续断 12 g,每日 1 剂,水煎服,早晚分服,继服 14 剂。

门诊随访至今,病情稳定。

【按语】

《医林改错》曰:"凡肩痛、臂痛、腰痛、腿痛或周身痛,总名曰痹证。"本病属中医痹病,以肝肾亏虚为本,外感诸邪为标,患者高龄,肝肾亏虚则见头晕、足跟疼痛,每遇天寒则症状加重、活动受限等,亦进一步证实了本病肝肾亏虚为本、外感邪气为标的病机特点;《类证治裁》指出:"久痹,必有湿痰、败血,瘀滞经络。"作为致病因素及病理产物,瘀血阻滞也是骨关节疾病患者疼痛的重要因素之一,患者疼痛呈针刺样,右前臂牵扯性麻木,放射至右手腕部等均是久病入络、久病多瘀的临床表现。活血止痛药物久用重用有耗气伤阴、损液助火的弊端,所以临床用药应注意调护脾胃。本案以甘凉之生地黄滋阴补肾、养血凉血,苦温之姜黄外胜寒湿、内行气血而通络止痛,祛风疗痹,两者共为君药,寒温并用,内外共治,扶正以补虚,祛邪而不伤正;以金雀根、青风藤、络石藤、威灵仙、积雪草等祛风湿通络止痛药,丹参、莪术等活血散瘀药为臣药,一方面,以自然界中藤类绕木攀缘、屈曲而生的特性而取类比象,认为藤类药物多具善走经络、除风湿、解筋挛之效,如《本草便读》云"凡藤蔓之属,皆可通经入络",另一方面,取丹参、莪术之去瘀生新、活血消瘀的特性,以改善患者久病多瘀的状态;以紫苏梗、茯苓、陈皮、佛手等理气健脾而调护脾胃以防伤正;以淡竹叶、猪苓、玉米须利小便,使湿气从小便而解,共为佐药。最后以甘草调和诸药而解百毒为使药。全方以通经活络止痛为要,在患者急性疼痛缓解后加以桂枝通经活络,引阳气归于四肢,使寒凝无处可藏,同时以杜仲、川续断补肝肾,益筋骨,增强机体正气,以拒外邪之侵。

(陶智会)

十一、强直性脊柱炎

医案

王某,男,41 岁。

初诊:2019 年 11 月 13 日。

主诉:下腰背部疼痛伴晨僵 5 年,加重半个月。

现病史:患者 2014 年开始出现腰背部疼痛,活动受限,伴晨僵,活动后可轻度改善,外院查 HLA - B27 阳性,骶髂关节 CT 示双侧骶髂关节面粗糙,考虑强直性脊柱炎,曾服用柳氮磺吡啶片、塞来昔布等西药治疗,症状有所缓解。半个月前出现疼痛症状加重,故前来就诊。

辅助检查:红细胞沉降率 68 mm/h,类风湿因子阴性,肝肾功能正常。

刻诊:腰背部疼痛,活动不利,转侧、弯腰困难,明显僵硬感,胃纳可,二便正常,舌暗红,苔白,脉细。

查体:双侧"4"字试验阳性,枕墙距试验阳性,Schober 试验阳性。

西医诊断:强直性脊柱炎。

中医诊断:大偻。

辨证:肝肾不足。

治则:补肾强督,通络止痛。

处方:

淫羊藿 27 g	羌活 27 g	威灵仙 27 g	川续断 12 g
杜仲 12 g	狗脊 9 g	金雀根 27 g	川芎 9 g
丹参 27 g	陈皮 6 g	制半夏 6 g	生甘草 6 g

14 剂。水煎 400 mL,早晚分 2 次温服。

二诊:2019 年 11 月 27 日。患者腰背部疼痛症状稍有减轻,活动稍有改善,局部喜暖,原方加桂枝 9 g。服用 1 个月后症状改善明显,继续予本方巩固治疗。

【按语】

本例患者病程日久,久病必虚,肝肾虚损,腰髓失养,筋脉失荣,治宜补肾强督,活血通络。方中淫羊藿补肾壮阳,益精填髓;羌活、威灵仙祛风除湿,散寒通络;杜仲、川续断共补肝肾,壮腰膝,强筋骨;狗脊益精填髓,培本补肾;久病必瘀,佐以川芎、丹参活血化瘀,通络止痛;陈皮、半夏理气调中;甘草调和诸药。肾督有所补益,则腰髓有养,筋脉有荣,疾病有解。

十二、其他

医案一

戴某,女,30 岁。

初诊:2020 年 4 月 14 日。

主诉:全身骨节酸痛 1 年余。

现病史:患者产后 1 年余,自产后无明显诱因下出现全身骨节酸痛,畏寒,头痛乏力,腰膝疼痛,鼻尖反复毛囊炎,纳可便调,夜寐欠安。舌淡红,苔白腻,脉细。

既往史：否认慢性疾病史。

过敏史：无药物及食物过敏史。

体格检查：神志清，精神尚可，两肺未及啰音，心率 88 次/分，律齐，未及杂音，全腹软，无压痛反跳痛。体温 37.5℃。

西医诊断：风湿待排。

中医诊断：虚劳。

辨证：肝肾不足。

治则：补益肝肾。

处方：

生地黄 9 g	山茱萸 9 g	山药 9 g	金雀根 30 g
柴胡 9 g	延胡索 9 g	丹参 30 g	白蒺藜 30 g
川芎 9 g	蔓荆子 9 g	淡竹叶 30 g	威灵仙 15 g
芡实 30 g	淮小麦 30 g	陈皮 6 g	佛手 6 g
炙甘草 6 g	大枣 9 g		

14 剂。水煎 400 mL，早晚分 2 次温服。

二诊：2020 年 4 月 28 日。药后全身骨节酸痛有减轻，头痛、腰膝疼痛减轻，乏力仍有，畏寒，颈项板滞疼痛，纳可便调，夜寐欠安。舌淡红，苔白腻，脉细。治以补益肝肾。上方加葛根 30 g、鸡血藤 15 g，14 剂。

【按语】

患者产后全身骨节酸痛，畏寒，头痛乏力，腰膝疼痛，鼻尖反复毛囊炎，纳可，便调，夜寐欠安。舌淡红，苔白腻，脉细。四诊合参，属虚劳，辨证为肝肾不足、气血两亏。本证患者因肝肾不足，加之产后气血两虚，感受湿邪所致，故治疗上以补益肝肾、调和气血、除湿通络止痛治疗。方中生地黄清热凉血，滋阴生津；金雀根清肺益脾，活血通络；山茱萸、山药、芡实健脾益肾除湿；柴胡、延胡索、淡竹叶疏肝泻火；白蒺藜、川芎、蔓荆子、葛根清利头目；威灵仙祛风湿，通络止痛；鸡血藤、丹参养血活血通络；淮小麦、大枣养心安神，和中缓急；陈皮、甘草益气健脾，固护脾胃。

（张玉兰）

 医案二

郑某，女，51 岁。

初诊：2020 年 4 月 7 日。

主诉：反复咳嗽咽痒 3 个月。

现病史：患者 3 个月前不慎受凉后出现咳嗽,咯黄白痰,咽痒,查胸片提示支气管炎,口服头孢克洛、氨溴索等后咳嗽有减轻,但极易反复,受凉后即咳嗽,痰白,量少,伴咽痒,鼻塞流涕。刻下：患者咽痒后咳嗽,咯少许白黏痰,咳后胸闷气短,怕冷,自汗多,无盗汗,胃纳可,二便尚可,夜寐尚可。舌淡红苔白脉细。

既往史：反复易感史。无慢性疾病史。

过敏史：无药物及食物过敏史。

体格检查：神志清,精神尚可,两肺未及啰音,心率 96 次/分,律齐,未及杂音,全腹软,无压痛反跳痛。

西医诊断：支气管炎。

中医诊断：咳嗽。

辨证：肺气亏虚,痰浊蕴肺。

治则：润肺化痰止咳。

处方：

南沙参 15 g	北沙参 15 g	白术 15 g	防风 9 g
淡竹叶 15 g	白芷 6 g	辛夷 6 g	川牛膝 9 g
黄连 6 g	吴茱萸 3 g	胖大海 3 g	紫菀 9 g
款冬花 9 g	蝉蜕 9 g	乌梅 6 g	枸骨叶 15 g
侧柏叶 9 g	天浆壳 9 g	桔梗 3 g	甘草 3 g

7 剂。水煎 400 mL,早晚分 2 次温服。

二诊：2020 年 4 月 21 日。患者无咽痒,咳嗽较前好转,咳痰不明显,胸闷稍有,自汗,畏寒改善,纳可,二便调,夜寐尚安。舌淡,苔薄白,脉细。治以补益肺脾、化痰止咳。上方加浮小麦 30 g、淮小麦 30 g、羊乳根 15 g、瓜蒌皮 9 g、薤白 15 g。

【按语】

患者反复易感,提示肺气亏虚,感受风邪,兼有痰浊,故咳嗽迁延不愈,治疗上应扶正祛邪,但勿大补致闭门留寇。患者感受风邪再次引发咳嗽,经治疗后有好转,但风邪未尽,痰浊蕴肺,治则宜有疏风解表、化痰止咳。加之患者反复易感,素有肺气亏虚,久病可累及脾肾,故治疗上当补益肺脾、健脾化痰、固护卫气,以防再次外感。

(张玉兰)

医案三

倪某,女,45岁。

初诊:2020年6月3日。

主诉:反复胃脘隐痛10余年,加重1个月。

现病史:患者10余年来无明显诱因下反复出现胃脘隐痛,曾服奥美拉唑等后可减轻,1个月前患者胃痛又起,查胃镜及病理提示:慢性中度萎缩性胃炎,伴中度不完全性结肠化生及轻度不典型增生,幽门螺杆菌阴性。目前患者胃痛频作,空腹明显,进食痛减,时有腹胀,嗳气反酸,大便溏薄,日行3~4次,神疲乏力,面色少华。舌暗红,苔黄腻,脉细弦。

既往史:否认慢性疾病史。

过敏史:无药物及食物过敏史。

体格检查:神志清,精神尚可,两肺未及啰音,心率80次/分,律齐,未及杂音,全腹软,中上腹轻压痛,余无压痛反跳痛。

西医诊断:慢性胃炎。

中医诊断:胃痛。

辨证:脾胃虚弱兼有郁热。

治则:健脾和胃,理气止痛。

处方:

炙黄芪20 g	党参15 g	茯苓15 g	白术12 g
半夏10 g	陈皮10 g	厚朴12 g	八月札20 g
苏梗15 g	焦山楂15 g	神曲15 g	藤梨根15 g
蒲公英30 g			

7剂。水煎400 mL,早晚分2次温服。

二诊:服上药后,患者胃痛减轻,偶有泛酸,腹胀稍感,胃纳欠佳,大便仍溏薄,日行2~3次,舌暗红,苔黄腻,脉细弦,原方加赤石脂30 g。

【按语】

治胃病以理气和降为主,萎缩性胃炎和肠化生可用蒲公英治疗,疗效确切。患者萎缩性胃炎及肠腺化生,宜每年复查胃镜,不宜久用质子泵抑制剂,症状缓解即可停药。久病,正气亏虚,脾胃虚弱,兼有湿热之邪,治疗上宜健脾化湿清热,另胃以通为和、以降为补,调畅气机则疼痛自解。

(张玉兰)

医案四

潘某,男,1973 年 6 月。

初诊:2020 年 7 月 6 日。

主诉:胸闷气促 2 年伴咳嗽加重 1 周。

现病史:患者 2 年前因不慎受寒后出现胸闷,呼吸急促,喉中哮鸣有声,咳嗽少,咯少许黄黏痰,不易咯出,无发热,曾在外院查胸部 CT:支气管炎,血常规正常,C 反应蛋白 20 mg/L,予抗感染、解痉平喘、化痰止咳等治疗后症情有减轻,但咳嗽时有,咯少许白黏痰,胸闷气促时有,在肺科医院诊断为支气管哮喘。

刻下:患者胸闷气促活动后稍有,咳嗽少,咯少许白黏痰,咯之欠畅,无发热,无哮鸣,纳可,大便偏干,夜寐尚可。舌红苔薄,脉滑数。

既往史:幼时有支气管哮喘史。否认其他一切慢性疾病史。

过敏史:无药物及食物过敏史。

体格检查:神志清,精神尚可,两肺呼吸音粗,未及啰音,心率 90 次/分,律齐,未及杂音,全腹软,无压痛反跳痛。

辅助检查:胸部 CT 示支气管炎,血常规正常,C 反应蛋白 20 mg/L。

西医诊断:支气管哮喘。

中医诊断:哮喘。

辨证:痰浊壅肺。

治则:宣肺平喘,健脾化痰。

处方:

炙麻黄 9 g	苦杏仁 9 g	平地木 9 g	瓜蒌皮 30 g
炙苏子 9 g	葶苈子 9 g	浙贝母 9 g	金沸草 9 g
蜜紫菀 9 g	款冬花 9 g	白术 30 g	白茯苓 15 g
山药 9 g	陈皮 6 g	甘草 6 g	

7 剂。水煎 400 mL,早晚分 2 次温服。

【按语】

本患者为哮喘缓解期,兼有风寒之邪,引触伏痰,壅塞肺气,肺气上逆而发为哮;本病迁延,扶助肺脾之气,兼疏风化痰。支气管哮喘,临证应辨发作期与缓解期,辨明寒热虚实的转化,发时治标固本,平时治本顾标,并重视虫类祛风通络药的运用。平素应避免寒冷、海膻发物等诱发因素,调护正气,提高抗病能力。

(张玉兰)

医案五

王某,男,27 岁。

初诊:2020 年 7 月 8 日。

主诉:反复胃脘疼痛 4 年。

现病史:患者平素饮食不规律,4 年来反复出现胃脘疼痛,曾查胃肠造影:无明显异常;3 日前饮食生冷后胃痛再起,痛势较剧,泛吐酸水,恶心欲呕,喜暖喜按,纳差,大便欠畅,夜难入眠,舌暗苔薄脉弦。

既往史:否认慢性疾病史。

过敏史:无药物及食物过敏史。

体格检查:神志清,精神尚可,两肺未及啰音,心率 88 次/分,律齐,未及杂音,全腹软,中上腹轻压痛,余无压痛反跳痛。

西医诊断:慢性胃炎。

中医诊断:胃脘痛。

辨证:脾胃虚弱,寒邪犯胃。

治则:温中散寒,健脾和胃。

处方:

高良姜 10 g	香附 10 g	苏梗 10 g	陈皮 6 g
佛手 8 g	香橼皮 9 g	炒川楝子 9 g	延胡索 9 g
煅瓦楞子 30 g	乌贼骨 30 g		

7 剂。水煎 400 mL,早晚分 2 次温服。嘱忌口生冷、辛辣刺激食物。

【按语】

患者饮食不规律,久则脾胃虚弱,此次进食生冷后诱发胃痛再作,提示寒邪犯胃,治疗以温中散寒为主,患者病程 4 年,脾胃虚弱,兼顾健脾和胃治疗。治疗胃痛辨虚实、寒热、在气在血、兼夹证。并以疏肝和胃之法最多,情志与五脏生理活动息息相关,而与肝胃的关系更为密切。肝为起病之源,胃为传病之所。认为慢性胃痛,肝郁气滞证多见,当重视疏肝之法。

(张玉兰)

医案六

安某,男,77 岁。

初诊：2020 年 8 月 19 日。

主诉：头晕 3 个月。

现病史：患者 3 个月来无明显诱因下反复出现头晕，伴胸闷心悸，监测血压波动在 150～160/65～95 mmHg，无头痛，耳鸣，夜寐欠安，梦多，口干苦，长期口服阿司匹林、辛伐他汀、福辛普利。目前患者头晕，胸闷心悸，口干苦，纳可，二便可。舌暗红苔薄，脉弦滑。

既往史：有冠心病冠脉支架置入术后史，高血压史。否认其他慢性疾病史。

过敏史：无药物及食物过敏史。

体格检查：血压 160/95 mmHg，神志清，精神尚可，两肺未及啰音，心率 82 次/分，律齐，未及杂音，全腹软，无压痛反跳痛。

辅助检查：无。

西医诊断：原发性高血压。

中医诊断：眩晕。

辨证：肝阳上亢。

治则：平肝潜阳，活血化瘀。

处方：

天麻 9 g	钩藤 15 g	石决明 30 g	川牛膝 9 g
桑寄生 15 g	杜仲 9 g	生地黄 9 g	白蒺藜 15 g
益母草 15 g	丹参 30 g	川芎 9 g	桃仁 9 g
葛根 15 g	煅牡蛎 30 g	炙甘草 9 g	

7 剂。水煎 400 mL，早晚分 2 次温服。

二诊：患者动态血压提示 24 小时内每个时段均有血压偏高情况。患者至医院就诊时，给予苯磺酸氨氯地平片(络活喜)5 mg，每日 1 次，口服降压；药后头晕稍减轻，耳鸣仍有，夜寐欠安，上方加灵磁石 30 g，7 剂。

【按语】

患者冠心病冠脉支架置入术后，宜良好控制血压，加强二级预防。高血压辨证以肝阳上亢多见，然高血压多兼有血瘀，故治疗加用活血化瘀药物。肝肾同源，平肝潜阳，宜兼滋养肝肾。年老体虚，肾精亏虚，不能生髓，无以充养于脑；基于"诸风掉眩，皆属于肝"，另有"无痰不作眩"，故从肝论治眩晕，治则宜平肝潜阳、补益肝肾、降逆利湿。并应警惕眩晕乃中风之渐，为防治患者病情进一步恶化，宜严密监测患者血压及病情变化。

(张玉兰)

医案七

于某,女,54 岁。

初诊:2020 年 8 月 19 日。

主诉:口干多饮 5 年。

现病史:患者 5 年前无诱因下出现口干多饮,诊断为Ⅱ型糖尿病,曾口服二甲双胍缓释片、格列齐特缓释片、伏格列波糖等,血糖控制尚可。3 日前患者感口干明显,予查空腹血糖 8.5 mmol/L,尿常规:尿糖(＋＋),尿酮(－)。刻下:患者口干,多饮,神疲乏力,腰痛,怕热,寐欠佳,纳佳,多尿,大便可,舌红苔黄,脉沉细。

既往史:糖尿病病史 5 年,长期服用二甲双胍缓释片、格列齐特缓释片、伏格列波糖等,血糖控制尚可。否认其他一切慢性疾病史。

过敏史:无药物及食物过敏史。

体格检查:神志清,精神尚可,两肺未及啰音,心率 76/分,律齐,未及杂音,全腹软,无压痛反跳痛。

西医诊断:Ⅱ型糖尿病。

中医诊断:消渴。

辨证:气阴两虚。

治则:益气养阴,生津止渴。

处方:

生地黄 9 g	山茱萸 12 g	山药 9 g	白茯苓 12 g
天花粉 12 g	玄参 9 g	天冬 9 g	麦冬 9 g
北沙参 15 g	当归 6 g	黄连 3 g	桑叶 6 g
黄精 15 g	葛根 10 g		

7 剂。水煎 400 mL,早晚分 2 次温服。

【按语】

此患者糖尿病诊断明确,中医诊断为消渴,消渴以阴虚为本,燥热为标;本患者兼见神疲乏力,提示气阴不足,故治疗以滋阴清热。消渴病,日久阴损及阳,阴阳俱虚,以阴虚为本,燥热为标。"三消"源本于肾,故治消总以补肾为主。若患者多肥,其表现多有湿热,需重视清热化湿;久病阴精亏虚,血脉瘀滞,以滋阴生津,可伍润燥活血、凉血化瘀、祛瘀升清、通瘀破血,如此则血行津布,燥热可解,瘀化气畅,阴液自生。

(张玉兰)

医案八

严某,男,60岁。

初诊:2020年9月23日。

主诉:咳嗽咯痰10余年。

现病史:患者10余年来每于天气变化时出现咳嗽咯痰,长期口服氨溴索等,半月前患者不慎受寒后咳嗽咯痰又作,痰黄黏,难咯,伴有咯吐少量鲜红色痰,咳甚后稍感气促,在某医院住院治疗,查支气管镜提示支气管扩张,内有大量黄色痰液,予抗感染治疗后咯血不明显,咳嗽仍有,咯黄白痰,胃纳一般,二便尚可,夜寐欠安。

既往史:有高血压、糖尿病史,血压血糖控制尚可。否认其他一切慢性疾病史。

过敏史:无药物及食物过敏史。

体格检查:血压130/70 mmHg。咽红、扁桃体无肿大,神志清,精神尚可,两肺未及啰音,心率83次/分,律齐,未及杂音,全腹软,无压痛反跳痛。

西医诊断:支气管扩张。

中医诊断:咳嗽。

辨证:痰热壅肺。

治则:清热化痰,益气宣肺。

处方:

黄芪9 g	白术9 g	防风6 g	金荞麦30 g
浙贝母12 g	鱼腥草30 g	紫菀9 g	款冬花9 g
蒲公英15 g	败酱草15 g	陈皮6 g	佛手6 g

7剂。水煎400 mL,早晚分2次温服。

【按语】

患者久病,正气亏虚,加之痰热壅塞肺气,治疗以大剂清热化痰药物,兼健脾益肺,但补脾益肺药物宜轻,以防"闭门留寇"。"五脏六腑皆令人咳,非独肺也"。咳嗽需辨外感与内伤,并根据痰的特征辨寒、热、湿、燥。咳嗽有七大治疗法则,宣法、降法、清法、温法、补法、润法、收法,应根据辨证选用适宜的治疗方法,并积极进行适当的体育锻炼,增强体质。

(张玉兰)

医案九

孙某,女,43 岁。

初诊:2020 年 9 月 23 日。

主诉:夜难入眠 2 年余。

现病史:患者近两年来长期失眠,难以入睡,多梦又早醒,曾间断服用多种安眠药物,并多次反复求治中医,症状仍有反复,时轻时剧,伴有头晕、心烦,纳可,不能入睡时夜尿多,大便正常。舌暗红苔薄腻,脉弦。

既往史:否认慢性疾病史。

过敏史:无药物及食物过敏史。

体格检查:神志清,精神尚可,两肺未及啰音,心率 76 次/分,律齐,未及杂音,全腹软,无压痛反跳痛。

西医诊断:睡眠障碍。

中医诊断:不寐。

辨证:心肾不交。

治则:交通心肾,养心安神。

处方:

黄连 10 g	肉桂 3 g	生地黄 9 g	山药 15 g
山茱萸 6 g	朱茯神 15 g	酸枣仁 15 g	柏子仁 9 g
远志 9 g	白芍 9 g	川芎 9 g	煅龙骨 30 g
煅牡蛎 30 g	半夏 9 g	炙甘草 6 g	

7 剂。水煎 400 mL,早晚分 2 次温服。

【按语】

不寐一证,有虚有实。本证病程已久,脉小弦,心血不足,苔腻则兼有湿痰中阻,故在治疗上交通心肾兼顾痰湿。不寐病位主要在心,与肝、脾、肾关系密切。病理变化总属阳盛阴衰,阴阳失交。病理性质有虚实之分。治疗辨明虚证实证,但多有虚实夹杂。虚者为脾虚不运、心肝血虚,实者因气滞、痰湿、食滞、痰热等邪实并存。临证常以健脾益气养心、化痰降浊、和胃温胆宁心等法。

(张玉兰)

医案十

李某,女,57 岁。

初诊：2020 年 10 月 15 日。

主诉：反复口腔溃疡 2 年加重 1 月余。

现病史：患者 2 年来无明显诱因下反复出现口腔溃疡，可自行痊愈，进食辛辣刺激等后口腔溃疡增多，曾反复口服牛黄解毒片、维生素 C、维生素 B$_2$ 等有减轻，但时有反复；1 个月来患者劳累后口腔溃疡加重，发作频繁，伴口干，腰酸。

刻下：患者时发口腔溃疡，此起彼伏，纳可便干结，舌红苔薄脉细。

既往史：否认慢性疾病史。

过敏史：无药物及食物过敏史。

体格检查：神志清，精神尚可，两肺未及啰音，心率 78 次/分，律齐，未及杂音，全腹软，无压痛反跳痛。

西医诊断：口腔溃疡。

中医诊断：虚劳。

辨证：肝肾不足，湿热痹阻。

治则：补益肝肾，清热凉血。

处方：

生地黄 9 g	金雀根 30 g	淡竹叶 30 g	土茯苓 30 g
苦参 30 g	蒲公英 30 g	黄连 6 g	白芍 30 g
生石膏 30 g	陈皮 6 g	炙甘草 6 g	

7 剂。水煎 400 mL，早晚分 2 次温服。

【按语】

反复发生的口腔溃疡，可分为虚火和实火所致，本病患者虚实夹杂，治疗上补益肝肾治疗虚证，清热解毒活血治疗实证。白塞综合征等风湿免疫疾病可导致口腔黏膜溃疡，故必要时应建议患者进一步检查，以明确诊断。该患者反复发生口腔溃疡，当询问有无外阴溃疡、口干、关节肿胀、面部皮肤紧绷感、张口困难、吞咽受阻等其他症状，查免疫全套，以排除白塞病。该患者先天禀赋不足，肝肾本亏，加之年逾半百，阴气过半，故治疗当以补益肝肾为主，兼以清热凉血。

（张玉兰）

医案十一

韩某，男，80 岁。

初诊：2020 年 10 月 26 日。

主诉：胸闷痛 10 年余，加重 2 日。

现病史：患者 10 年来无明显诱因下出现胸闷痛，曾在多家医院就诊，多次查心电图、心脏彩超等，诊断为冠心病，长期口服阿司匹林肠溶片、阿托伐他汀、麝香保心丸等；2 日前患者感胸闷痛再次发作，每次持续时间数秒到数分钟不等，含服麝香保心丸后稍可缓解。刻下：患者胸闷心慌时有，疼痛不明显，夜卧难眠，早醒于晨 1～2 点，胃纳可，大便干结，1～2 日一行，舌暗红苔薄，脉弦。

既往史：有高血压史 10 年。否认其他慢性疾病史。

过敏史：无药物及食物过敏史。

体格检查：神志清，精神尚可，血压 140/90 mmHg，两肺未及啰音，心率 80 次/分，律尚齐，各瓣膜未及病理性杂音，全腹软，无压痛反跳痛。

辅助检查：心电图示 ST－T 段改变。

西医诊断：冠心病。

中医诊断：胸痹。

辨证：气滞血瘀。

治则：理气活血，化瘀止痛。

处方：

柴胡 9 g	枳实 9 g	黄芪 30 g	白芍 15 g
丹参 30 g	水蛭 6 g	红花 6 g	川芎 9 g
香附 9 g	郁金 9 g	延胡索 9 g	生龙骨 30 g
牡蛎 30 g	夜交藤 30 g	合欢皮 30 g	珍珠母 30 g

炙甘草 9 g

7 剂。水煎 400 mL，早晚分 2 次温服。

二诊：药后胸闷刺痛发作减轻，有时心慌，仍卧床难眠，头不痛，纳可，大便转畅、一日一行，舌暗红苔薄，脉细弦，心率 90 次/分，血压 180/100 mmHg，治疗上加强控制血压。治以平肝潜阳、活血通络。上方加天麻 9 g、钩藤 15 g，改红花 9 g，7 剂。

【按语】

患者属胸痹病，但宜注意是否为真心痛，及早干预治疗。本胸痹患者气血运行不畅，兼有瘀血，故应调整气血、活血化瘀。胸痹病本虚是指心、肺、肝、脾、肾等脏腑气血阴阳亏虚，多由气虚阳虚或气阴两虚而致瘀血的形成，亦可因寒凝、痰浊、气滞发展而来。但临证多虚实夹杂，必须严密观察病情，灵活掌握，按虚实主次，缓急兼顾同治。

（张玉兰）

医案十二

何某,女,57 岁。

初诊:2020 年 10 月 26 日。

主诉:夜难入眠 3 月余。

现病史:患者 3 个月前受情绪刺激后出现夜难入眠,伴心情抑郁,胸闷,嗳气,悲伤欲哭,曾口服氟哌噻吨美利曲辛片后症情可有好转,但患者拒绝口服西药,而求中药治疗。刻下:患者情绪不佳,心情时有抑郁,胸闷,嗳气,汗多,口干,纳差,时有大便感,夜难入寐,梦多,早醒。舌暗苔薄,脉细。

既往史:否认慢性疾病史。

过敏史:无药物及食物过敏史。

体格检查:神志清,精神尚可,两肺未及啰音,心率 90 次/分,律齐,未及杂音,全腹软,无压痛反跳痛。

西医诊断:焦虑症。

中医诊断:不寐。

辨证:肝郁气滞。

治则:疏肝解郁,活血安神。

处方:

柴胡 9 g	枳壳 9 g	郁金 15 g	苏梗 15 g
佛手 9 g	郁金 9 g	赤芍 9 g	白芍 9 g
丹参 30 g	川芎 15 g	淮小麦 30 g	大枣 10 g
珍珠母 30 g	生龙骨 30 g	牡蛎 30 g	甘草 6 g

7 剂。水煎 400 mL,早晚分 2 次温服。

【按语】

本患者的不寐责之于情志内伤所致肝失疏泄,故治疗上应重视精神及心理治疗。疏肝理气之品多会耗气伤血,故治疗上当用药温和。不寐多为情志所伤,饮食不节等引起脏腑功能紊乱,气血失和,阴阳失调,阳不入阴而发病。因肝郁化火,痰热内扰,引起心神不安,故治当清肝泻火,清热化痰,佐以宁心安神。此外,还应重视精神调摄,积极进行心理情志调整。讲究睡眠卫生,建立规律的作息制度。

(张玉兰)

医案十三

瞿某,男,73 岁。

初诊:2020 年 11 月 20 日。

主诉:头晕再发 1 周。

现病史:患者 1 周前无明显诱因下再次出现头晕,肢软乏力,恶心稍有,无呕吐,耳鸣少,曾查头颅 MRI 提示脑内多发腔梗灶。既往有脑梗死后头晕史,予口服胞磷胆碱片后头晕有减轻,目前长期口服阿司匹林肠溶片、瑞舒伐他汀。刻下:患者头晕,肢软乏力,腰酸,耳鸣,纳一般,夜尿频,大便尚可,夜寐不安。

既往史:有脑梗死史。否认慢性疾病史。

过敏史:无药物及食物过敏史。

体格检查:血压 140/90 mmHg。神志清,精神尚可,两肺未及啰音,心率 84 次/分,律齐,未及杂音,全腹软,无压痛反跳痛。

西医诊断:脑梗死。

中医诊断:中风,中经络。

辨证:气虚血瘀。

治则:益气活血。

处方:

黄芪 30 g	白术 15 g	白芍 15 g	赤芍 9 g
桃仁 6 g	红花 6 g	当归 9 g	丹参 30 g
川芎 9 g	地龙 6 g	石菖蒲 15 g	灵磁石 30 g

煅牡蛎 15 g

7 剂。水煎 400 mL,早晚分 2 次温服。

【按语】

中风总属瘀血内停,故使用大剂活血通络药物,气血相互依存,治疗上理气补气可将化瘀通络的作用加强。中风主要病机有风、火、痰、瘀、虚。病机演变常见于本虚标实。病变部位在脑,涉及心、肝、脾、肾。针对中风的危险因素,采取预防性干预措施。预防中风再次发生和中风后痴呆、抑郁等继发病的发生,降低病残率和病死率。

(张玉兰)

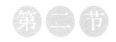

医 话

一、中医话风湿

风湿病属于中医学"痹病"范畴。古代中医虽然无此病名,但其临床表现如关节痛、红斑、皮疹、出血、贫血、哮喘、蛋白尿、水肿、腹水等在古代文献中都有记载。其病机为素体不足,脾肾两亏,热毒侵袭,风湿入络,血脉瘀滞,经络痹阻,三焦阻塞。其病为本虚标实之证。脏腑辨证:其本为先天后天不足,脾肾两亏,病久则五脏俱虚,五脏各有疾病,各有损害。八纲辨证:其本虚以阴虚内热为主,病程长者,阴损及阳,可有气阴两虚、气血两虚、阴血两虚、阴阳两虚,晚期则阴阳气血俱虚。尤其是部分疾病,经络、血脉、三焦瘀滞阻塞,导致五脏六腑及脑、髓、精、血、骨、关节、肌肉、筋腱、皮肤、毛发、爪甲等全身各部位各系统出现不同程度的损伤,成为多脏器多系统的复杂病证。

标实如郁热、火旺、热毒、血热、瘀滞、风湿、风热、寒湿、痰结、积聚、积饮、水湿、气逆等均为其病邪。其中热、瘀、毒三者,常胶结在一起为瘀热、瘀毒、热毒,成为发病的主要因素。风邪、湿邪、风湿也常为其诱发因素。

1. **素体不足,肾阴本亏** 肾为先天之本。先天不足,真元亏损。真元有真阴真阳,也即肾阴肾阳之分。阴阳有互根之理,阳根于阴,阴根于阳,无阴则阳无以化,无阳则阴无由生。风湿病先有真阴不足,发病后常先有肾阴亏损,病久则阴损及阳,阴阳两亏,进而阴阳气血俱虚。

风湿病患者,年轻人多,且女性居多。中医学传统有"阴常不足,阳常有余"之说,又有"女子体阴而用阳""男子以肾为先天,女子以肝为先天"之说。故人之体质以肝肾不足、阴虚阳亢者多。

风湿病患者常有先天真阴不足之象。有的父母一方肾阴不足,有的动了胎气,有的自幼多病。故而引起肾阴不足,水不养火,肾火易动。病发则耗损津液,暗伤阴精。

《内经》云"邪入于阴则痹",指的是痹阻先在阴分,病发而伤阴——阴气、阴津、阴血、阴液、阴精,均为郁火所耗损;而外邪痹阻经脉、血脉,发为五体五脏之痹病。

先天禀赋不足,正气虚弱之体,外邪最易侵袭,外邪时而感发,风寒化热或湿热内蕴或热毒亢盛。

气、痰、瘀、风、湿、火、饮、积诸病邪久居体内,郁而化热,成为气火、痰热、瘀热、湿热、风湿、饮热、积热等,时时耗损正气。病久必虚,病程一长,由实证转虚证,则虚火内盛。

如若房事不节,命门相火妄动,水亏于下,火炎于上,阴火消烁,真阴愈亏。如若产后百脉空虚,精血耗失,肾水亏枯,肾火无以为养,内火升浮燔灼,最易发病。

此外,火旺还有一个因素是激素引起的亢奋。常服用皮质激素,药毒化热。虽不是病因,但加重了患者的内热火旺,辨证时应予考虑。

2. **外感六淫** 外感六淫之邪,常引发和加重风湿病。

冬春有风寒外袭,由皮毛腠理而入,与气血相合,阻滞脉络。有的郁而化热,发热不退;有的热久伤阴,低热缠绵;有的痹阻经脉而为风湿痹痛;有的风血相搏,发为红斑皮疹。六淫引发以风湿病为多。

春夏之交,春风与花絮,袭人皮毛,肺气上受,鼻窍不宣,令人喷嚏连连,或咳呛或哮喘。若风絮与血热相搏,则斑疹满布,奇痒难受。风絮之患以变态反应性疾病为多。

初夏湿热交阻,湿困脾阳,令人纳减便溏,腹泻脓血难治;湿困四肢肌肉经络,令人关节酸楚肿胀愈重,而发肠痹、胃痹之证。长夏盛暑阳光灼人,暑热由皮肤而入,血热内盛,有壮热不退者,有低热缠绵者,有面赤红斑者,有关节肿大者,有腿上衄血者。重者酿成热毒,热蒙清窍,神志不清,而危及生命。也有虫蚊叮咬,遍身斑疹,瘙痒难忍。结缔组织病、各系统免疫病、变态反应性疾病,均为此季节好发之病。

秋冬北风南渐。秋燥之气易伤津液,冬寒之气易伤肺肾。令人津亏血燥,易致口眼干燥;皮肤干燥则多有瘙痒。肾损则小溲多有泡沫,甚而尿血。冬寒而血凝瘀滞,经络血脉阻塞不通,关节肿痛尤重,令人双手瘀点满布,双腿紫斑结节此起彼伏,甚则高热低热,瘀血出血,水饮痰湿,不一而足,病情复杂难医。

风寒暑湿燥火,外感六淫,四季为患。风、暑、燥、火四者为阳邪,阳热亢盛,消灼阴液。寒、湿二者为阴邪,阴寒阴湿之气凝滞经络血脉,最易病发,最易伤正。故而冬夏两季免疫之疾,发病尤多尤重。风寒风热表证易解,而邪毒常传之于里,新感引发宿疾。瘀塞经脉,损伤脏腑。《内经》云"邪入于阴则痹",痹阻先在阴分,先伤阴气,渐至阴损及阳,终而阴阳气血俱虚。在外皮、肉、筋、脉、骨五体和四肢关节受侵,经络痹阻、血脉瘀滞而损伤。入里则五脏六腑、三焦、营血、脑髓皆能致疾。病久正气渐耗,病情渐深渐重。大多成为难治之证。

3. **瘀血滞络** 血寒则凝,血热则瘀。不论真阴不足,水亏火旺,还是外感六淫,郁而化热,血与热结而成瘀热,血与寒结而成瘀寒。初病瘀热为多,低热高热缠绵难退。久病瘀寒为多,手足阴冷如冰。

瘀血在外,阻塞四肢体表脉络,则双手瘀点满布,遇冷发白发紫;双腿紫斑成点成片,或有结节,此起彼伏;关节肿痛,肌肉酸软。四肢脉络瘀滞,而患体表之血管炎、关节炎、肌炎为多。

瘀血在里,阻滞五脏六腑,脏腑受损,经气闭塞。在心则心慌心悸,脉结代,而患心痹、心悸、心损之疾;在肝则胁痛腹胀,筋软黄疸,而患肝损之疾;在脾则腹泻脓血,肌萎肢软,血少肤枯,而患肠痹、肌痹、肌萎之疾,血虚、血枯、血痹之疾;在肺则喘促咯血,肤肿皮萎而患喘证、肺虚、肺劳之疾;在肾则尿清多沫,时有尿血,精华流失,腰膝酸软而患肾虚水肿之疾。损及肾阳,命门火衰,则畏寒肢冷,萎软乏力,阳事衰退,面色黧黑,而患肾阳虚损之疾。

血虚有火,热迫血行,却有瘀热蕴结,阻滞不通,而致血不循经,溢于脉外,在外则有衄血紫斑,在里则上有咯血吐血,下有便血尿血;妇人则月经不调,或提前或淋漓或瘀块,甚至经少经闭。

血虚有寒,凝而成瘀。外有结节,内有积聚,堵塞四肢血脉,则疼痛难忍,肢端瘀黑,甚至溃烂难收,终成脱疽重证。脏腑寒瘀成积,其小者为结节,大者成癥块,聚积于五脏胸腹三焦,即非恶性,也为难治之证候。

血瘀弥漫全身,而成血瘀之重症。其最重者为瘀毒之证,发热持久不退。在下可为尿少尿闭之尿毒重症;在上瘀毒入脑,脑髓受损,头痛渐重渐剧,而至昏迷、瘫痪、抽搐、痉厥之重证,并危及生命。

4. **经络痹阻** 经络是人体联络脏腑肢节、沟通上下表里、运行全身气血的通道。有十二经脉、十二经别、十二经筋、十二皮部、十五别络、孙络浮络、奇经八脉。上至头面顶端,下达四肢末梢,内联五脏六腑,外络筋骨肌肤。全身各部无所不至,无所不达,纵横交错,将全身维系成一个统一的整体。经络的生理功能是产生经气,包括先天之真气、原气和后天之营气、卫气。用以维系经脉,通行气血,营运阴阳,调理虚实,营养脏腑,维持生命,处治百病。

风湿病,有一个共同的症状为关节酸痛。由于风湿入络,经脉痹阻,血脉瘀滞而致疾。在外有五体之痹。在皮部为皮痹;在肌肉为肌痹、肉痹;在筋为筋痹;

在脉为脉痹；在骨为骨痹；在气为气痹；在血为血痹。

脏腑痹阻为五脏之痹、六腑之痹。久而五脏虚损，六腑为患。心脉痹阻，为心痹，久之心损，而有血脉不通，心慌喘满。肺脉痹阻为肺痹，久之肺损，肺失肃降，水道不调，而有咳喘痰饮。脾脉痹阻为脾痹，久之脾损，营血不足，生化乏源，而有血少肢软，精华流失。肝脉痹阻为肝痹，久之肝损，肝失疏泄，藏血不足，而有眩晕、胁痛。肾脉痹阻为肾痹，久之肾损，而有腰酸水肿，精华大量流失。

五体痹、五脏痹古书均有记载。近代论述亦多。六腑之痹古籍载有大肠痹、胃痹、三焦痹、胆痹、胕痹（胕即膀胱）和胞痹。大肠痹阻，而有大便脓血，时有便秘腹泻，关节酸痛；胃脉痹阻，而有纳食不下，胃痛腹胀；胃阴不足，则口少津液，易生口疮之症；肾为胃之关，关门不利，水聚而小便难通。三焦痹阻，水气无以流通，聚水为肿，为饮为臌。胆痹的证名见于《珍珠囊》柴胡条下，没有症状。可理解为胆气痹阻，则贮泄失司，胆汁郁积，有腹痛黄疸之症，而为胆痹。但免疫病中无胆囊疾病，有黄疸一症，在肝病而不在胆病，但肝痹黄疸病久，可合病胆痹。膀胱痹阻，小溲不通，涩急难忍。胞痹一证，古代也指小便不通之膀胱痹；但古代之女子胞是指子宫，故胞痹也指关节痹痛并有月经不调之证。

古籍未见心包痹、小肠痹的记载，今据临床而试补上。心包痹阻，乃代心受邪，胸闷胸痛，聚水为饮，饮积心下而为心包饮，并有关节肌肉酸痛者为心包痹。小肠痹阻，盛化之能失司，而有腹痛腹胀，大便脓血，经气阻塞，而有关节肿痛，此为小肠痹。六腑之痹常为某些痹病之合病并病，即现代称为并发症。大肠痹为肠病性关节炎。小肠痹为克罗恩病并有关节痛。胃痹为干燥综合征等免疫病，既有关节炎，又有口舌、胃肠干燥，食欲减退，大便干结之症。膀胱痹为各种免疫病合并小便不通之症。三焦痹为免疫病合并全身多部位积液。心包痹为免疫病合并心包积液。胆痹为免疫性肝病合并胆道阻塞、黄疸。

5. **痰饮聚积** 痰和饮均为体内病理性液体。黏稠者为痰，稀薄者为饮。有时笼统称为痰饮。

古代中医有怪病皆属痰之说。痰能流窜全身，阻塞经络，为害脏腑。与寒与热与瘀与湿与气交结，而为寒痰、痰热、痰瘀、痰湿、痰气，可凝聚而成痰结痰块。痰凝留滞经络肌肤而成痰核、结节之证，可遍及全身。痰瘀阻塞血脉，则肢体麻木，半身不遂。痰气结于喉头，则生瘿瘤。痰浊上犯巅脑，则头痛、眩晕，重则神志不清，口流痰涎。痰迷心窍，则发为神昏、痴呆、癫狂之重症。

痰聚五脏，在心则痰瘀交阻，心血不畅，而有胸闷胸痛，心悸气促。心损而脉结促。在肺则两肺结节满布，咳喘痰多，久之肺损重而喘急难治。在脾胃则升降失司,上为恶心呕吐,下为泄泻黏腻,带有脓血。在肝则疏泄失司,脂痰郁积,而有胁痛胁胀。在肾阳气不振者,命门火衰,水气无以温煦则水聚为痰;肾阴不足者,虚火内盛,煎熬津液,则水凝为痰。肾虚之痰,上发为痰喘,下发为小便,使精华流失。

水饮之邪为肺脾肾气虚衰,三焦气化不利,饮邪或聚或泛。上焦心胸积饮,而有悬饮、心包饮、支饮之证;中焦积饮,而有痰饮、水臌、腹水之证;下焦积饮,而有溢饮、跗肿、膝肿之证。

痰和饮可为免疫病致病之病邪,也可为免疫病常见之临床表现和并发症。

6. 三焦阻塞 三焦是古代中医将人体分为上焦、中焦、下焦三个部分的总称。古代有两种分法,第一种是宋元之前,如王好古等将人体从头至足分成三个部分。头至心为上焦,心至脐为中焦,脐至足为下焦。第二种分法为明代虞抟、张介宾等提出来的,认为三焦是体腔。他们将体腔分成三个部分。肓膜(现之横膈膜)以上的胸部腔子为上焦,肓膜以下至脐上的腔子称中焦,脐以下的腔子称下焦。这实际上是将胸腔作为上焦,上腹腔作为中焦,下腹腔作为下焦。后世比较流行的讲法是,心肺所在为上焦,脾胃所在为中焦,肾、膀胱、大肠、小肠、女子胞所在为下焦,而肝胆虽在膈之上,但中医学传统属下焦。三焦的这两种讲法,在中医界是公认的。中医学传统没有盆腔的记载,盆腔当属下焦。

三焦的生理功能有二:一是行气,通行元气;一是行水,运行水液。风湿病三焦阻塞者,有些疾病出现气火燔灼,有些疾病出现水液积聚。

(1)气火通行失调:元气根于肾,有阴阳二气,也即真气、原气。人身先天之真气、原气和后天之营气、卫气,都是通过三焦和经络输布至全身各部位,充沛于五脏六腑。三焦是人身诸气出入升降之通道。相火寄于命门、肝肾、三焦。三焦亦为人身诸火之通道。三焦功能健全通畅,全身诸气流行畅通,全身之火周流不息。五脏六腑、内外上下经脉充盈,气血流畅,营卫调和,精微敷布,津液滋润,肌肤温煦,毛发润泽,精力充沛,行动轻捷。肾气充沛,水火相调和,三焦流通,可从小到老,无疾无痛,健康长寿。

风湿病常有三焦阻塞,气虚血瘀,营卫失调。或有外感,或有内伤,外感引动宿疾,外火引动内火,则三焦气火弥漫。有的病证气营热盛而壮热不退。有的病证阴虚火旺而低热缠绵。有的病证血脉瘀热而下有紫斑,上有衄血。有的病证风湿入络,而损筋动骨,关节挛痛,遍及三焦全身各部。有的病证被三焦气火煎熬耗损,上焦津液干涸而口眼干燥,渴喜饮冷;中焦营血生化乏源而血亏眩晕,面色苍白;下焦精微流失而有蛋白血尿。这些都是免疫病患者三焦气化失司,营卫气血流行受阻,肝肾三焦阴火内盛,内不能和润五脏、洒陈六腑,外不能通利肢节、濡养肌肤而引起之病证。

(2)水液运行失调:《经》云"三焦乃决渎之官",总司疏通水道,乃运行水液的器官。全身的水液代谢功能从脾胃吸收至渗入膀胱,排出体外,是通过三焦之气化作用和通道作用而进行的,并与脾胃、大肠、小肠、肾、膀胱等许多脏器之协同作用而完成的。狼疮性肾炎、免疫性肾病有全身水肿,胸腔积液、腹水,是三焦受损,水道阻塞,水液不能运行气化所引起。上焦如雾,雾不散而聚水。上焦之水聚积,郁于肺内,成为支饮;留于肺外,积于胁下,则为悬饮;留于心外,积于包络内,则为心包饮;积于目内则视物不明;积于耳内则眩晕如旋;积于颅内则头痛神昏。中焦如沤,沤不利则为留饮。中焦之水积聚,而成臌胀腹水。下焦如渎,渎不利则小便难,下肢肿满,甚则腰腹、阴部水肿,盆腔积水。如若三焦水液泛滥,上积巅脑面目,中聚胸腹包络,下溢腿股足跗,全身水液弥漫积聚,为水肿之重症。故喻氏《医门法律》有"三焦痹"这一病证。

总之,各种风湿病的基本病因病机,其共同特点为素体虚弱,真阴不足,瘀滞血脉,痹阻经络,外侵肌肤,内损脏腑。常由外感、劳累、外伤、寒冷、热毒、情志不调等引发;而阳光、生育、药物、饮食、风絮等也常能引发一些病证。

风湿病,大多为本虚标实。本虚为本元虚损。心肝脾肺肾,五脏六腑,十二经脉,病在该脏,则该脏虚损。阴阳气血津液脑髓,病在所部,则所部虚损。初期肾虚多、脾虚多、阴虚多、血虚多。晚期则阴阳气血俱虚,五脏俱损,全身虚损。其标实为郁热、虚火、热毒、光毒、气毒、风毒、虫毒、药毒、风湿、血瘀、痰浊、积饮、水湿等。主要是热、瘀、风、毒四者为甚。

简言之为虚瘀,本虚瘀毒。其本虚为肾虚、阴虚。其邪主要是瘀热、瘀毒和风湿引起了免疫病的发热、关节肿痛、内脏损害等一系列病变。

二、中西药物优势互补

对风湿病之重症和活动期而言,大剂量糖皮质类固醇激素药的应用在短期内使病情缓解,炎症吸收。糖皮质类固醇激素的应用,使许多风湿病的急性发作期、活动期、重症病例得到及时的控制和抢救,提高了患者的生存率。

类固醇激素在取得疗效的同时,其不良反应也同步出现,激素减量势在必行。但减少到一定量时,有部分患者,病情就会出现波动和反跳。这时激素的剂量加还是减,常常处于两难境地。以后病情发作一次,剂量加大一次,剂量越用越大。时间一长，甚至会出现加量没有效，减量就反跳的尴尬情况。大剂量激素或长期服用激素会使肾上腺皮质功能抑制。患者对外源性激素的依赖性就更大。同时患者应激功能低下，抗外来病原体的能力也降低，常常由于感染而危及生命。

中药能提高体内激素水平，通过刺激下丘脑-垂体-肾上腺皮质分泌激素，或直接提高肾上腺皮质的功能，从而提高了体内皮质激素水平。但其作用比较弱比较慢，口服中药不可能像皮质激素那样一下子使血浓度提高数十倍之多。要有一个日积月累的过程。临床观察，需要3～6个月方能起效。服用的时间越长效果越好。经过2～3年时间，能使大部分患者的肾上腺皮质功能恢复正常或接近正常，就能将泼尼松缓慢减量。

类固醇激素和中医药的作用有一个时间差，一个在前，一个在后；其机制是一个抑制，一个促进。所以要有一个较长的同时使用时期，使肾上腺皮质功能逐渐恢复，体内皮质激素含量逐渐提高。中药与类固醇激素两者结合起来，可以优势互补。

风湿病是由自身抗体所造成的损害。免疫抑制药能直接地将抗体和免疫复合物抑制、降低，从而减轻和缓解病情。除了皮质激素能抑制免疫外，如CTX、MMF、CsA治疗肾炎蛋白尿，甲氨蝶呤治疗类风湿关节炎，氯喹治疗系统性红斑狼疮等，在部分患者中有较好较快的疗效。因而免疫抑制药已广泛地应用于风湿病的临床。

免疫抑制药有较大的不良反应，一般是可以使用中西药物予以消除的。

免疫抑制药不但抑制了体液免疫，同时也抑制了细胞免疫，两类免疫均受到抑制而低下，患者变得很虚弱，容易感染。而感染又常常诱发和加重原来的自身免疫病。

中药有调节免疫的作用，有增强免疫的中药，有抑制免疫的中药，有双相调节免疫作用的中药。既能使体液免疫下降，又不影响细胞免疫，或者使细胞免疫上升。使患者重新建立正常的免疫功能。达到增效减毒的效果。

三、中药增效减毒治疗系统性红斑狼疮

系统性红斑狼疮是一种常见的复杂的自身免疫性疾病，被称为自身免疫性疾病的原型，病因迄今不明，尚无根治的办法。20世纪50年代世界各国还视系统性红斑狼疮为急性、暴发性、致死性疾病。由于激素、免疫抑制剂此类大毒药

物在系统性红斑狼疮的治疗中发挥着相当重要的作用,在治疗过程中不可避免地带来了一系列毒副反应与并发症,有些是不可逆的甚至是致命的。而中医药恰因其增效减毒的特点而深受广大患者的青睐。由于系统性红斑狼疮表现多变且复杂,中医文献中对系统性红斑狼疮没有系统的记载,可直接借鉴的治疗方法不多。不但要博览医书,捕捉相关资料,揣摩个中奥妙,还需胆大心细,深入临床。苏晓早年跟随上海市名中医沈丕安3次总结系统性红斑狼疮病例,共计223例。统计分析表明,有慢性和急性病例,阴虚内热型约70%,有约20%之急发病例高热退清后也转为阴虚内热型,总结阴血内热型约占90%。据此,提出了系统性红斑狼疮中医辨证以阴虚内热为主体,治疗上以养阴清热为基本方法。苏晓在20余年的大量临床实践中,结合系统性红斑狼疮的病理特点(广泛的血管炎)及患者血瘀征象,扩展系统性红斑狼疮病机为"阴虚内热,气滞痰阻,瘀毒内盛",治疗在养阴清热基础上,加大了凉血活血的力度,并加入了理气化痰的元素,筛选出一批毒副作用小,疗效明显、耐受性好的中药,取得肯定的疗效,并为研究所证实养阴清热、补益肝肾中药具有增效减毒治疗系统性红斑狼疮的作用。

(一) 中药复方增效治疗系统性红斑狼疮

苏晓根据系统性红斑狼疮病情活动程度的不同,将中医药的治疗作用分主导与增效地位。

1. **非中重度活动期系统性红斑狼疮的中药主导作用** 对于本期系统性红斑狼疮患者,苏晓主张充分发挥中医药的优势,可单用中药或者以中药治疗为主。本期有两类患者,一类是初发,没有或者轻度内脏受累如面部红斑、口腔溃疡、关节炎、浆膜炎、血细胞轻度减少等,另一类是经过中西医治疗趋于稳定的患者,处于西药撤减阶段。对于第一类患者,苏晓权衡利弊,认为单用中药治疗较合适,长期服用不但能改善症情,还能平衡阴阳,双向调节,重新建立正常的免疫功能,避免不必要的并发症与医源性疾病。苏晓治疗系统性红斑狼疮采用辨证与辨病相结合,由于系统性红斑狼疮表现出的一派阴虚内热和热毒炽盛的症状,故重用清热法治疗系统性红斑狼疮,对清热药的选用比较讲究。根据不同的表现选用不同的清热法:清热养阴、清热凉血、清热解毒、清热祛风、清热活血、清热化瘀、清热泻火、清热通络、清热疏肝等。虚热者重用生地黄,加青蒿、地骨皮、知母、牡丹皮养阴清热,热象者加生石膏、寒水石、滑石、鸭跖草等清热凉血;红斑者,加秦皮、白鲜皮、地肤子清热祛风;瘀斑瘀点甚者,加水牛角、鬼箭羽、广郁金、术清热化瘀;尿血者,加白茅根、侧柏叶清热凉血止血;口腔溃疡者,加莲子心、黄连、白花蛇舌草清热泻火；关节痛，加忍冬藤、虎杖清热通络等，肝损者加黄芩、柴胡、白芍、茵陈清热化湿、疏肝利胆。另一类患者曾加用西药治疗，目前处于疾病控制期，激素维持在低剂量水平，不同用或联用小剂量免疫抑制剂。苏晓认为此期虽处于稳定期，由于药物量处于低剂量，作用偏弱，加上稳定期患者常见的由于忽视心理带来的调护不当，病情极易反跳。并认为此期中药的应用举足轻重。中药应用的目的在于抑制免疫、控制疾病，提高体内肾上腺皮质功能，以期撤停西药，顺利过渡到中药治疗。因此此期苏晓选药会兼顾控制病情与恢复肾上腺皮质功能两方面。在基础方中加用如炙龟甲、黄精、淫羊藿等补肾填精之品，有益于肾上腺皮质功能的恢复和激素的撤减。

2. 中重度活动期系统性红斑狼疮的中药增效作用　此期患者处于明显的活动状态，一般病情较急、较重甚至非常凶险，单用中药很难在短时间内控制病情。苏晓认为应正确认识到中医中药的不足和西药的优势，把握好西药应用的时机与剂量，争取治疗时机，最大限度地保护内脏或逆转内脏受累。此时中药应用的目的在于协同激素与免疫抑制剂控制病情的作用，即增效作用，利于今后病情控制后的中药持续性作用。经过我科临床观察与验证，证实养阴清热中药能降低系统性红斑狼疮患者血清 dsDNA 水平，中西医结合治疗能升高 C4，具有一定的抑制免疫作用，因此中西医结合治疗被认为是效益风险比最高的方法。

此期中药应用目标为控制病情，平衡西药的作用与毒副反应，即增效减毒。

(二) 中药复方减毒治疗系统性红斑狼疮

毒，原指毒草。"毒，厚也，害人之草"（《说文解字》）。发展至今，中医关于"毒"的认识渐趋完善，主要涉及四大概念，包括病因、病证、药性、治疗。苏晓提出的"减毒"主要是针对"毒"的病因而论。中医理论讲究辨证论治、辨证求因。毒邪致病在系统性红斑狼疮及其合并症、并发症的发生、发展中占有重要地位，毒有内生与外受之分。内外毒又互为病因与病理产物，常见的致系统性红斑狼疮的内毒有热邪、瘀邪化生而成热毒、瘀毒。毒是诸多病邪的进一步发展，邪盛生毒。所谓"火盛者必有毒""温热成毒，毒即火邪也"。苏晓在系统性红斑狼疮治疗中以清热凉血、解毒化瘀为主要治法，充分体现了其对毒邪致病的重视。另外药邪致病作为系统性红斑狼疮的重要因素，药邪日久，内毒化生，不容忽视。由于系统性红斑狼疮用药的特殊性，激素、免疫抑制剂之药邪具有很强的毒性和毒力，极易化为内毒，对机体造成毒副反应，甚至发生不可逆转的并发症。从广义上讲，凡破坏机体平衡与功能的物质均应视为毒邪，如血脂高产生脂毒性，血糖高产生糖毒性,血尿酸高产生酸毒性,血尿、蛋白尿产生肾毒性,白细胞、红细胞及血小板异常等产生血毒性,骨质破坏产生骨毒性,兴奋代谢性提高产生热毒性。病原微生物及免疫复合物侵肺,使肺宣肃失常,产生肺毒性;药邪破坏胃肠屏障与功能,脾胃升降失常,产生胃毒性;药邪及免疫复合物侵肝,使肝疏泄失常。苏晓谨守中医"治未病"的原则,治疗系统性红斑狼疮的同时特别关注药物毒副反应和并发症的预防与干预,力求用多种中医治疗方法从多角度、多渠道来减毒,达到既病防变的目的,提高系统性红斑狼疮患者的生命质量。

1. 清热减毒

(1)泻火减毒:苏晓常用的具有清热作用的生石膏、淡竹叶,同时还具有泻火宁心的作用,可拮抗激素致肾上腺皮质功能亢盛之毒。清热法是系统性红斑狼疮的治疗大法,实验证实生石膏、知母等寒凉药复方可以程度不等地使大鼠心率减慢、氧消耗量降低并具有镇静作用,继而发挥减慢心率、改善面部潮红、安神助眠的作用。

(2)解毒减毒:苏晓善用清热解毒中药治疗系统性红斑狼疮。而此类中药经现代药理证实,黄芩、苦参、牡丹皮等清热解毒中药具有抗病原微生物与抗炎的作用,能够提高机体抗病能力,这将大大利于防治激素与免疫抑制剂导致的第一大毒副作用——反复感染。

2. 补肾减毒

(1)补肾填精:"肾为先天之本",肾阴不足则变生诸证。鉴于狼疮性肾炎的高发性及其难治性,苏晓非常重视补肾法在整个病程中的应用,"肾主藏精",以生地黄为君药,方中常配川续断、杜仲、龟甲、熟地黄、黄精、淫羊藿等以补肾填精,防治蛋白尿和激素所致肾上腺皮质功能下降等反跳现象,利于顺利撤减激素。

(2)补肾壮骨:中医理论认为"肾主骨",在系统性红斑狼疮的治疗中加用川续断、杜仲、接骨木等以补肾壮骨之品,不失为防治激素致骨质疏松、股骨头无菌性坏死的基础治疗。作为治疗系统性红斑狼疮主药的生石膏为硫酸钙的结晶,现代药理证实其具有补钙、保护骨质的作用,在清热凉血生津的同时可作为防治骨质疏松的基础治疗。

(3)补血解毒:所谓津血同源,通过养阴清热,使阴液得以滋养,则津血充足。君药生地黄为养阴补血之佳品,现代药理证实其具有刺激骨髓、增加红细胞、血红蛋白、血小板的作用,可防治免疫抑制剂导致骨髓抑制的毒副反应。另常用的苦参不但能抗菌消炎,还有明确的升白细胞作用。"肝主藏血",方中常配制首乌、女贞子、生茜草、鸡血藤、白芍等补血柔肝之品以解血毒。

（4）和胃减毒：考虑到激素与苦寒中药的应用，顾护胃气药必不可少。苏晓根据不同消化道症状，将二陈汤、左金丸、海螵蛸汤等经典方中的不同护胃元素融入具体处方中。陈皮、甘草为必备药，陈皮为健脾理气要药，能芳香健胃，驱风下气，缓解脾胃气滞，具有调节胃肠平滑肌、促进消化液分泌、抗胃溃疡和利胆等药理作用；甘草补脾益气、和中缓急、润肺止咳、清热解毒、调和诸药，不但具有糖皮质激素样作用，发挥抑制免疫的功效，还有抗消化道溃疡、解痉止痛、保肝抗炎、解药毒、止咳化痰等多重疗效，对系统性红斑狼疮的合并症如免疫性肝病、肺间质病变及并发症消化道溃疡、感染等来说，都是不可多得的良药。

（5）补肺减毒：常用药生石膏、黄芩、甘草能清解肺热、止咳化痰，还有抗病原微生物与消炎作用的药理学依据，有助于防治合并有肺间质病变、肺热痰壅者，加开金锁、鹅管石、白毛夏枯草等清肺化痰。

（6）保肝减毒：黄芩、白芍、郁金等有疏肝理气、养阴清热作用，减少系统性红斑狼疮本身及免疫抑制剂的肝损毒。常用药苦参中主要成分氧化苦参碱经现代药理证实具有保肝作用，表现在降低谷丙转氨酶、减少肝细胞坏死、减轻炎细胞浸润等。

（7）降脂减毒：清热化瘀药有助于降脂减肥，减轻心脑血管与负重关节负担，减脂毒。常用药物有苦参、黄芩、荷叶、海藻、焦决明、山楂等。

（8）降糖减毒：常用药生石膏、黄连、知母具有清热生津作用，不但可以改善口干症状，且经现代药理证实具有降血糖作用，可减激素出现的血糖升高之毒。常用降糖药还有桃树胶、菝葜等。苏晓在筛选中药时会兼顾增效、减毒作用，双管齐下，且能体现多重增效、减毒功效，如常用药生石膏集清热泻火、解毒生津、清肺止咳功效，还能抗菌消炎、补肺止咳、补钙壮骨、降糖，且有传统中医学理论与现代药理学的支持。生地黄、黄芩、苦参、甘草均具有多重功效，标本兼治，利于疾病的控制与毒副反应的防治。

苏晓充分掌握中西药与疾病的特点，并能把握好中药应用与每一步西药撤减的时机，顺利完成西药与中药的过渡，在治疗疾病的同时，最大限度地减少了西药的毒副反应。苏晓认为，中药在系统性红斑狼疮的不同阶段发挥的作用不尽相同。第一阶段，首先用皮质激素等西药为主控制病情，中药配合治疗。第二阶段为中药渐起效、西药渐撤减，这是中药为主的西药撤减阶段。第三阶段为过渡到单用中药或中药与小剂量激素维持阶段。苏晓认为中药增效减毒治疗系统性红斑狼疮可表现为以下 4 个方面：① 在激素原量基础上用中药来提高疗效；

② 中药可以解决某些长期存在的问题,如蛋白尿、面部红斑等;③ 中药能够缓解减轻激素的不良反应或改善症状,如胃肠道反应、骨坏死、高血脂、免疫功能低下等;④ 中药有促进肾上腺皮质分泌激素的作用,使人体对外源性激素的需求逐渐减少,从而达到使激素用量逐渐减少的目的。

四、"养阴清热、活血利水"为主治疗狼疮性肾炎

患者由于早期诊断时多在西医医院确诊,因此大多数患者已经使用了激素。这些患者或因恐惧激素的副作用,或因激素无法减量,或因已经出现了较明显的激素副作用而前来我院要求中药治疗,希望用中药来控制病情和撤减激素。中药作为我们主要的治疗手段,对风湿病具有很好的疗效,调节免疫是中医中药的优势所在。

干燥综合征在中医学属于"痹病"范畴,对于疾病性质的认识则有肝火、阳亏、湿盛、瘀血、气滞等各不相同。苏晓认为,先天禀赋不足,素体虚弱是其根本,复因感受非时之气、六淫之邪,以致气血运行不畅,遂成痛疾。

上海市中医医院风湿科早在 20 世纪 80 年代通过对患者跟踪分析,发现其阴虚内热者占 70% 左右,气营热盛则次之,约占 20%,这一部分患者经过治疗后也逐渐向阴虚内热型转化。据此,我们提出了养阴清热的治疗大法。并针对狼疮性肾炎的患者配合以活血利水之法,取得较好疗效。2001 年,在苏晓的带领下,我科开展了"养阴清热、活血利水"为主治疗狼疮性肾炎的临床研究,纳入患者为符合 1982 年 ACR 修订的系统性红斑狼疮分类标准;符合狼疮性肾炎的诊断;实验室检查尿常规中蛋白持续在(＋＋)以上,或 24 小时尿蛋白总量持续＞0.5 g;未使用过免疫抑制剂、雷公藤及制剂,或已停用至少半年以上;目前泼尼松正在使用,但在原有的基础上减量有一定困难。经过 3 年的临床观察,"养阴清热、活血利水"中药对于非急性发作型、重症型的慢性活动期狼疮性肾炎患者,能有效地控制非特异性炎症的发展,减少甚至消除蛋白尿,能调节患者的免疫系统功能,改善患者的免疫球蛋白及补体,使患者的自身抗体得到控制,如抗dsDNA、抗核抗体、抗 Sm 抗体等,均有一定程度的改善。

观察也表明,对于危急重症患者或兼有严重并发症的患者,则中药治疗缓不济急,临床应根据患者的实际情况制定相应的治疗方案。虽然中药短期疗效不如激素,但慢性活动期的患者如能坚持长期服用中药半年以上,则能使患者的病情得到缓解,而且没有明显的副作用,服用的时间越长则越能显示中药在改善患

者症状及生活质量方面的优越性。主要是由于患者体内免疫功能紊乱,自身抗体的产生所导致的广泛的血管炎及结缔组织病变而出现了一系列的临床症状。由于目前病因不明,无法做到病因治疗,因此调节异常的免疫功能,减少自身抗体的产生,则为治疗本病的关键。我们经过了数十年的观察和总结,发现中医中药在这一领域的广阔前景,并在临床实践中得到了初步的证实。

经验方风免三号方,具有调节异常免疫功能、改善血管炎、抗变态反应、减少蛋白尿的作用。其中生地黄、龟甲等养阴药含有多糖等成分,对人体免疫功能具有双向调节作用,通过抑制亢进的体液免疫,提高低下的细胞免疫,使人体的免疫功能达到平衡。生石膏则在煎煮的过程中,使多糖硫酸化而加强养阴药的免疫调节作用。生地黄、忍冬藤还能消除血管内皮和关节炎症,改善血管炎、关节炎。黄芩、苦参、忍冬藤则具有抗变态反应、抑制免疫球蛋白过多产生的作用。落得打、接骨木有改善肾小球非特异性炎症,调节肾小球滤过膜通透性的作用。生石膏、黄芩、忍冬藤、苦参、知母、薏苡仁还能抑制人体的体温调节中枢而降低体温,改善发热症状。同时,我们还在中药中加入健脾养胃的陈皮、佛手、甘草、大枣,用以减轻由于苦寒中药对胃造成的刺激,保证患者能坚持长期服药而不影响脾胃功能。

通过长期的临床实践我们注意到,患者疾病的反跳,大致与以下几方面有关:滥用补品,单纯地提高免疫功能;激素撤减过快,过于盲目;寒热不慎,反复感染;经常精神刺激,情绪抑郁;过于疲劳,不注意休息。因此,患者应重视衣食住行的平衡和协调,防止前功尽弃。

五、养阴活血生津法治疗干燥综合征

喻昌在《医门法律·秋燥论》中提到:"若但以润治燥,不求病情,不适病所,犹未免涉于粗疏耳。"苏晓根据本病阴津不足、血热瘀滞的特点,以养阴润燥、活血生津为治疗大法,标本兼治,确定了"养阴活血生津汤"作为治疗燥痹的基本方剂,由生地黄、玄参、川芎、五味子、生蒲黄、青葙子组成。

肾之真阴乃生命之源,各脏腑之阴均赖于肾阴滋生濡养。若肾精亏损,则诸脏腑之阴充养无源。肾水匮乏,无以济心火,心火上炎;肾水不足则无以涵木,肝阳独亢;肾阴亏虚,不能上承润肺,肺阴不足;肾阴亏虚,水源枯竭,无以滋养濡润四肢百骸、五官九窍,因此,出现一派阴虚内燥之象。肾阴亏虚是阴虚的根本,根据燥痹病机,重用生地黄配合玄参来补一身之阴,达到滋阴润燥生津的目的。生地黄、玄参均能清热凉血养阴。生地黄甘苦性寒,质地柔润,无论是清热凉血,还是养阴生津俱佳。《珍珠囊》有生地黄能"凉血生血,补肾水真阴"的记载;《神农本草经百种录》载生地黄"长于补血,血补则阴气得和而无枯燥拘牵之疾矣"。玄参长于清热凉血、泻火解毒,味咸软坚,泻火散结,还能滋阴降火,以退虚热。《本草纲目》载玄参有"滋阴降火,解斑毒,利咽喉,通小便血滞"之功;《神农本草经》称玄参"补肾气,令人目明"。养阴活血生津汤选用吴瑭治疗温病津亏经典方"增液汤"的两大主药——生地黄、玄参,体现了本方以"清热养阴、凉血生津"为本的思想。

阴虚火旺是根本,因虚而瘀、因热而瘀是本病发病的关键所在。故而养阴生津需贯穿燥痹的整个病程,所谓治本。"久病必瘀",血瘀症状多出现在疾病的中后期,辅以川芎、生蒲黄活血化瘀。且川芎能行气活血,"气行则血行",气血顺畅,口眼得养,主症消失。青葙子清热泻火明目。诸药配伍,共奏滋阴清热、凉血活血、生津润燥之效,配以五味子,其味酸,酸甘生津,与生地黄、玄参配伍固津敛液,改善口干、眼干,达到标本兼治的目的。

外分泌腺淋巴细胞浸润是造成燥痹特殊临床表现的基础,血管受损也是本病的一个基本病变,包括血管壁或血管周围炎症细胞浸润,有时管腔出现栓塞、局部组织供血不足。高球蛋白血症反映了干燥综合征患者体液免疫功能的亢进。根据燥痹的病理及辨证特点,苏晓提出治疗燥痹的关键在于:一是,抑制免疫、抗免疫复合物,宜选用具有免疫抑制作用的中药配伍应用;二是,既要促进唾液腺、泪腺腺体分泌,又要抗血管炎,选用中药时宜倾向于既能养阴生津,又能凉血活血的中药。治疗时二者兼顾,方能奏效。

第五章

匠心传承篇

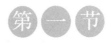

系统性红斑狼疮舌象异常探微

系统性红斑狼疮是一种原因不明的自身免疫性疾病,由于其广泛的免疫性损害造成全身多脏器的累及,对患者危害较大。更由于其发病率高,发病机制复杂,临床诊治困难,引起各国学者的重视。上海市中医医院自 1983 年开设系统性红斑狼疮专科门诊以来,已积累了大量的病例,对系统性红斑狼疮的中医及中西医治疗有了一整套方法和一系列自拟方剂,并取得了较好的疗效。现就系统性红斑狼疮患者舌象的异常变化,笔者仅就临床观察所得,体会如下。

一、系统性红斑狼疮患者的舌质大多偏红绛

本院一组 82 例患者中有 76 例出现这类舌象,占总数的 92.68%。根据笔者长期的临床观察发现,舌质红与舌黏膜下血管扩张、充血有关,经统计常见的原因有以下几方面。系统性红斑狼疮患者以年轻人较为多见。虽然该类疾病患者有先天禀赋不足,但相对来说青年人多血气旺盛,加之久病伤阴,虚火上炎,这与系统性红斑狼疮患者面部红斑血管扩张的表现是一致的。系统性红斑狼疮患者在疾病的活动期由于阴阳失调,水亏火旺,而出现发热、内热、升火现象。另外,也和舌苔较薄、薄净及血管的表浅有关。从临床症状和舌苔上都说明系统性红斑狼疮患者阴虚的多,有热象的多,包括气营热盛、血热瘀滞、阴虚内热、气阴两虚。病久肾阴不足,晚期阴阳两虚等。当然,也有表现为舌质淡的系统性红斑狼疮患者,但相对来说比较少,多出现在严重贫血,气血两亏;低蛋白血症,全身浮肿腹水;患病年久,正气衰弱,阴阳两虚,精血亏损。

二、系统性红斑狼疮患者的舌苔以厚白为多

服用皮质激素患者 30%～40% 的舌苔会增厚,出现干厚、厚腻,色白、色黄

或白底淡黄均有。本院住院的一组服用皮质激素的67例系统性红斑狼疮患者中，有20例舌苔增厚少津，舌苔干厚。这是服用激素后舌乳头增生旺盛的表现，是由血管充血，口腔津液分泌不足，自洁功能减弱所引起。中医辨证为实证，属实热或湿热。从症状来辨证，患者口干多饮，纳食良好，大便干燥，精神亢奋，面红升火，舌质红，脉数等。多为阴虚火旺之象。按中医传统理论，舌质为本，舌苔为标，因此，应是本虚标实之象。狼疮患者口渴多饮，一方面是唾液腺分泌不足，另一方面是代谢功能旺盛，消耗增多，苔厚而不腻，少津，实为虚证，阴虚津亏、阴火消烁津液之证。因此，不能拘泥于苔厚为湿之训，与一般疾病的苔厚腻为湿滞中阻、胃气受损、食欲不振不同，治疗时应舍苔从证。至于舌苔的色泽，白黄均有，很难区分寒证、热证。白苔有寒象，而白苔有热象的更多，也不能拘泥。

三、中药对舌象的影响

生地黄、麦冬、何首乌、山茱萸、龟甲等养阴药，滋腻助湿，对狼疮患者苔厚者能否使用？笔者从大量临床实践中体会到，只要患者原来没有纳少、便溏等脾虚症状，这些养阴滋腻药照用，而且可以剂量较大。生地黄常用30～60 g。养阴药所含的黏多糖，能促进消化腺增加分泌，从而能增进唾液、胃液、肠液，使口腔得到滋润，大便得以软化，这不是助湿而是生津增液，是补虚的需要。如果养阴药引起了脾胃不和，出现了纳谷不馨，大便溏薄且量多，则可加用健脾和胃、理气化湿之品。如白术、山药、茯苓、佛手、豆蔻、陈皮、半夏、炒薏苡仁等，或者与养阴药同用，以防止养阴药可能影响消化，但不可过于香燥。如狼疮患者原有慢性肠炎、纳少、便溏苔腻者，用了生地黄等养阴药，会加重脾虚湿滞的症状，可用温燥健脾药、苦寒燥湿药来协调，如加炮姜炭、吴茱萸、川黄连等，或将生地黄等减量或不用。苍术、厚朴为燥湿的代表药，为厚腻苔所常用，能抑制唾液腺分泌，从而能使夏季湿阻、脾胃不和、胃脘闷胀、口淡口腻、食欲不振、舌苔厚腻等症状得到改善，逐渐化去湿邪。但狼疮患者服用糖皮质激素引起的厚苔，使用苍术、厚朴会反而不舒，厚苔非但不能化去，而且口舌会更加干燥、少津。在夏季，患者感冒后既有虚火又有湿阻内热，舌红苔腻乏味，苍术与生地黄、石膏同用既养阴清热，又燥湿和胃，这是特殊的用法。

（苏晓，沈丕安）

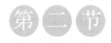

调节性 T 细胞与系统性红斑狼疮关系的研究

系统性红斑狼疮是一种自身免疫性结缔组织病,可累及多个系统和脏器,其发病机制与患者自身的免疫耐受不能维持有关。调节性 T 细胞(Treg)作为具有免疫抑制功能的 T 细胞亚群,近年来引起了国内外学者的普遍重视,Treg 缺陷可引起系统性红斑狼疮等多种自身免疫性疾病。

一、Treg 的特性

Treg 根据产生和表型的不同可分为不同的亚群。Bluestone 等提出,Treg 根据 CD4$^+$T 细胞的来源、特异性和效应机制划分为天然 Treg 和获得性 Treg。天然 Treg 由胸腺 T 细胞自然分化而来,细胞表面持续表达高水平的 CD25 分子,Foxp3 是该亚群的特异性转录因子,如天然 CD4$^+$CD25$^+$Treg,该类细胞数量或功能缺陷将影响自身免疫环境的稳定。获得性 Treg 在外周产生,包括 1 型 Treg(Tr1)和辅助性 T 细胞 3(Th3)等,可能通过释放细胞因子如 IL - 10 和 TGF - β 等发挥抑制功能。

1. **CD4$^+$CD25$^+$Treg** 正常人和小鼠的外周血及脾脏组织的 CD4$^+$T 细胞中有一亚群细胞持续高表达 CD25 分子(IL - 2 受体 α 链),它主要抑制传统 T 细胞的活化及促进一些抑制性细胞因子的分泌等,这种 CD4$^+$CD25$^+$T 细胞如缺乏可引起自身免疫性疾病,所以这类 Treg 细胞又称为"专职性抑制细胞"。胸腺是 CD4$^+$CD25$^+$T 细胞产生的中心。出生 3 日切除胸腺的小鼠(d3Tx)会得多种自身免疫性疾病如关节炎、甲状腺炎、胰腺炎,而将 CD4$^+$CD25$^+$T 细胞输入 d3Tx 小鼠则可避免自身免疫性疾病的发生。在胸腺的自然选择过程中,T 淋巴细胞受体(TCR)与低密度的 MHC - II 类肽复合物或胸腺内皮细胞递呈的外周自身肽间高亲和力的反应介导 CD4$^+$CD25$^+$Treg 的分化发育。CD4$^+$CD25$^+$Treg 的分化发育还受转录因子 Foxp3 的调控,其主要作用是抑制自身反应性 T 细胞的过度生长。CD4$^+$CD25$^+$Treg 表面分子包括 CD25high、CD45RBlow、CD5high、

CD44high、CTLA - 4、ICAM - 1high、LFA - 1high、部分细胞 CD62Lhigh 以及 Neuropillin - 1+等。几乎所有的 CD4+CD25+T 细胞表达低水平的 CD45RB,表明处于活化状态。CD4+CD25+T 细胞可分为 CD4+CD25highT 细胞和 CD4+CD25low 细胞,具有免疫抑制活性的是前者。

2. **Tr1 和 Th3**　Tr1 与 Th3 是另外 2 类比较常见的 Treg。在 IL - 10 存在下,反复的抗原性刺激可诱导 CD4+T 细胞分化为一类 CD4+Treg,称为 Tr1。Th3 也属于细胞因子依赖性 Treg,通过分泌的细胞因子调节其他淋巴细胞的活化。Th3 区别于 Tr1 主要在于其分泌高水平的 TGF - β。值得注意的是 CD25 分子不能将 CD4+CD25+Treg 与 Th3 区别开来,前者组成性表达 CD25,后者在 T 细胞活化后也表达 CD25,但 CD4+CD25+Treg 是源于胸腺的一个独特的 T 细胞亚群,而 Th3 则是在外周生成的。

3. **其他**　Treg 除以上 Treg 亚群外,还有其他一些具有调节功能的 T 细胞,如 CD8+Treg、NKT 细胞、CD4 - CD8 -双阴性(DN)T 细胞等。天然 CD8+T 细胞用 CD40L 激活的 II 型树突状细胞(DC2)刺激,能分化为产生 IL - 10 的 CD8+CD25+Treg,在 DC2 和 CD8+T 细胞共孵育时加入抗 IL - 10 中和性单克隆抗体能完全阻止 CD8+Treg 的产生,而 CD8+Treg 除了分泌高水平的 IL - 10 外,还产生少量 IFN - γ,但不产生 IL - 4、IL - 5 和 TGF - β。关于这些 Treg 的功能特性有待进一步研究。

二、Treg 在系统性红斑狼疮中的作用

Yang 等研究发现系统性红斑狼疮患者外周血 CD4+CD25+T 细胞的表达率明显降低,可能参与了系统性红斑狼疮的发病。Lyssuk 等也发现在系统性红斑狼疮患者中 CD4+CD25highTreg 及 Foxp3 的表达减少。孙乐栋研究结果显示不管是活动组还是非活动组系统性红斑狼疮患者外周血 CD4+CD25+T 细胞的表达水平均明显低于健康对照组,活动组系统性红斑狼疮患者外周血 CD4+CD25+T 细胞的表达水平与 SLEDAI 有非常显著的负相关性,与李向培等的报道一致。胡朝军报道系统性红斑狼疮患者外周血 CD4+CD25+T 细胞群比例与 SLEDAI 呈负相关,与肾脏的损害也有密切关系,但与血清抗 ds - DNA 抗体产生的关系不明显;活动期系统性红斑狼疮患者外周血 CD4+CD25+T 细胞减少,稳定期 CD4+CD25+T 细胞比例回升,因此推测 CD4+CD25+Treg 的变化可能是导致疾病发生和病情发展及相关器官(如肾脏)损伤的关键环节之一。Suen 等认为在

活动性系统性红斑狼疮患者中 $CD4^+CD25highFoxp3^+T$ 细胞的比例较强直性脊柱炎患者和健康对照组低，$CD4^+Foxp3^+$ Treg 与效应 T 细胞（$CD4^+CD25^+Foxp3^+$）的比例与非活动性系统性红斑狼疮患者抗双链 dsDNA、免疫球蛋白 G 的水平呈负相关。Crispin 等观察到系统性红斑狼疮活动期患者外周血中 $CD4^+CD25^+$ Treg 数量较之系统性红斑狼疮非活动期患者及正常人均明显减少，另外，同系统性红斑狼疮缓解期及正常人相比，系统性红斑狼疮活动期 IL-12 的产生受到抑制，这与 Treg 的减少存在一定的相关性。Yang 等研究证实系统性红斑狼疮活动期 Th17 细胞数的增多与 nTreg 的清除有关。Miyara 等强调在系统性红斑狼疮活动期 Treg 大部分被清除，同时证明 Treg 并没有聚集到系统性红斑狼疮累及的器官或淋巴结组织；还发现系统性红斑狼疮患者的 Treg 同效应细胞相比，对 Fas 依赖的凋亡异常敏感，这种易于凋亡的敏感性可能导致了 Treg 的清除。Barath 等对 72 例狼疮患者及 41 位健康人的血清比较后发现系统性红斑狼疮患者的天然性 Treg 的数量及比例较正常对照组显著降低，获得性 Treg 的比例较正常组显著上升，但数量并未增加。Suárez 等报道系统性红斑狼疮患者经激素治疗后 $CD4^+CD25^+T$ 细胞中高表达 CD25，也就是 $CD4^+CD25highT$ 细胞较治疗前和对照组明显升高。Lee 等主张与非活动期系统性红斑狼疮患儿和正常对照组相比，活动期系统性红斑狼疮患儿 $CD4^+CD25^+$ Treg 明显减少，与疾病活动性及抗 dsDNA 呈负相关，但系统性红斑狼疮活动时 Foxp3mRNA 表达增加，这可能是由于 $CD4^+CD25^+T$ 细胞减少产生的一种功能性反馈机制或糖皮质激素加量使 Foxp3 表达上调。Azab 等报道系统性红斑狼疮患者 $CD4^+CD25^+T$ 细胞的百分比和 $CD4^+CD25^+highT$ 细胞的平均荧光值较健康对照组高，与 SLEDAI 积分高度相关；服用激素的患者和未服激素的相比，$CD4^+CD25^+T$ 细胞的百分比和 $CD4^+CD25^+highT$ 细胞的平均荧光值升高。Gomez 等认为 $CD4^+CD25^+T$ 细胞与系统性红斑狼疮的发病无关。Parietti 等的观点是虽然 MRL/lpr 狼疮鼠 Treg 的表型和频率与正常小鼠相似，但 MRL/lpr 狼疮鼠的抗原递呈细胞并不能恰当地刺激 Treg，无法抑制效应 T 细胞分泌致炎因子。Alvarado-Sánchez 等对系统性红斑狼疮患者、系统性红斑狼疮合并类风湿关节炎者及健康人的外周血不同类型 Treg 进行检测，结果发现虽有 31% 的系统性红斑狼疮患者存在 $CD4^+CD25^+T$ 细胞的调节功能缺陷，但 3 组中 $CD4^+CD25^+$、$CD4^+CD25bright$、$CD4^+Foxp3^+$ Treg、Th3、Tr1、$CD8^+CD28-$ 抑制性 T 细胞水平均无显著性差异。

三、小结

系统性红斑狼疮患者存在 Treg 功能缺陷,但对于其中能够持续表达 CD25 的真正意义上的 $CD4^+CD25^+$ 天然 Treg 的数量、表型等方面的研究结果并不完全一致,这可能与研究对象有关(狼疮患者和狼疮鼠的 Treg 存在很大不同),也可能与体内、体外实验等多种因素有关。另外对获得性 Treg 和其他 Treg 之间的关系和作用等知之甚少,因此许多研究有待进一步深化。对系统性红斑狼疮患者体内 Treg 的深入研究,可能会进一步揭示系统性红斑狼疮的发病机制,为临床诊断、治疗与预防提供重要的理论依据。

(夏嘉,苏晓)

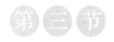

养阴清热中药对系统性红斑狼疮生存质量影响的评估

系统性红斑狼疮是一种累及全身多个系统的自身免疫病,需长期治疗,病因至今未明,目前虽有中西医手段,但仍无根治办法。除重症系统性红斑狼疮外,临床治疗的重点逐渐转向改善远期预后,提高生存期、生存质量,带病延年。本研究在原有基础上,从生存质量角度来验证养阴清热中药的作用,现总结如下。

一、临床资料

1. **一般资料收集**　2010 年 5 月至 2012 年 12 月在上海市中医医院风湿科门诊与病房符合纳入标准的系统性红斑狼疮患者 66 例,均为女性。治疗组 36 例,平均年龄 44.28 岁,年龄最大 65 岁,最小 17 岁;对照组 30 例,平均年龄 44.17 岁,最大 69 岁,最小 19 岁。治疗组平均病程 150.56 个月,最长 506 个月,最短 3 个月。对照组平均病程 88.73 个月,最长 254 个月,最短 2 个月,2 组一般资料比较差异无统计学意义($P>0.05$),具有可比性。

2. **诊断标准**　按照《美国风湿病协会 1997 年制定的系统性红斑狼疮分类

标准》4 项或 4 项以上。

3. 辨证标准 2002 年版《中药新药临床研究指导原则》系统性红斑狼疮阴虚内热型诊断标准。

4. 纳入标准 ① 16～70 岁男女患者;② 符合中医阴虚内热证辨证标准;③ 符合《美国风湿病协会 1997 年系统性红斑狼疮分类标准》4 项或以上;④ 已与患者签订知情同意书。

5. 排除标准 ① 不符合入选标准者;② 近 1 月内合并使用糖皮质激素及环磷酰胺以外的其他免疫抑制剂者;③ 合并非系统性红斑狼疮所致各系统靶器官严重病变、精神病、肿瘤等疾病的患者;④ 不能耐受本研究药物治疗的患者;⑤ 怀孕、哺乳期妇女;⑥ 研究中认为有任何不适宜入选的情况。

6. 剔除标准 ① 纳入后发现不符合纳入标准的病例;② 纳入后未曾用药的病例;③ 依从性差,未按规定用药或擅自服用其他可能影响疗效的药物。

7. 病例脱落标准 ① 研究中自行退出者;② 失访者;③ 资料不全,无法判定疗效或安全性者;④ 发生严重不良反应事件、并发病或特殊生理变化等不宜继续研究者。

二、方法

1. 分组 随机分成 2 组,随机数据来自《医学统计学》附表,每组各 36 例,治疗过程中脱落 6 例,共研究 66 例。治疗组:中药组方＋免疫抑制剂(环磷酰胺＋硫酸羟氯喹),对照组:免疫抑制剂(环磷酰胺＋硫酸羟氯喹)。硫酸羟氯喹片(上海中西药业生产,批号 100201)每次 0.1 g,每日口服 2 次;CTX(江苏恒瑞医药股份有限公司生产,批号 100102)每月 0.8～1.0 g,静脉滴注。

2. 治疗用药 2 组均使用糖皮质激素作为基本用药,0.2～1 mg/(kg・d)口服。中药组方:生地黄、积雪草、猫爪草、丹参各 30 g,川芎 12 g,中药每日 1 剂,每剂煎煮 2 次,每次 30 分钟,煎成 100 mL 汤剂,分 2 次口服,分组治疗 1 年。

3. 生存质量评价 治疗前后对入组患者用中文版 SF-36 量表逐一进行生存质量测量。量表的主要内容包括躯体功能(PF)、躯体职能(RP)、躯体疼痛(BP)、总体健康(GH)、生命活力(VT)、社会功能(SF)、情感职能(RE)、精神健康(MH)等 8 个健康维度和 1 个健康变化自评(HT)。量表的评分和计算:① 8 个健康维度中每个条目的选项均按由差到好赋以由小到大的初始得分,计算 8 个维度的初得分;② 对 8 个维度的初得分标准化转换成终得分,终得分在 0～

100 之间。转换公式为：终得分＝(实际初得分－最低可能得分)/(最高可能得分－最低可能得分)×100；③ 8 个维度之和为综合评分，各维度终得分和综合评分越高，表明生存质量状况越好；④ 健康变化自评项目以分类变量的形式进行独立分析。

4. 统计学方法　全部资料均应用 SPSS15.0 软件进行统计分析，计量资料所有数据以均数±标准差($\bar{x}±s$)表示，组间比较与治疗前后用 t 检验，并进行正态性检验及方差齐性分析，符合条件则进行 t 检验，全部统计分析采用双侧检验。

三、结果

1. 依从性报告与分析　入组 72 例患者，66 例完成整个疗程，通过询问法判断有较高的依从性；6 例脱落(对照组 6 例和治疗组 0 例)，其中 2 例出现肾脏并发症，4 例死亡，均未能观察到终点。最后进入统计分析的合格调查表为治疗组 36 份，对照组 30 份。

2. 治疗前后 2 组各维度生存质量比较　表 5－1 显示，经治疗组治疗并与治疗前比较，在躯体功能(PF)、生命活力(VT)、社会功能(SF)、心理健康(MH)4 个维度上差异有统计学意义($P<0.05$)；躯体疼痛(BP)、情绪问题所致角色限制(RE)、总体健康感(GH)3 个维度上差异有统计学意义($P<0.01$)，综合评分在统计学上差异有统计学意义($P<0.01$)。

经对照组治疗，与治疗前比较在心理健康(MH)维度上差异有统计学意义($P<0.05$)；躯体健康所致角色限制(RP)、情绪问题所致角色限制(RE)2 个维度上差异有显著统计学意义($P<0.01$)。研究提示，经中西医治疗，系统性红斑狼疮患者在躯体功能(PF)、生命活力(VT)、社会功能(SF)、心理健康(MH)、躯体疼痛(BP)、情绪问题所致角色限制(RE)、总体健康感(GH)7 个维度上的生存质量均有改善；经西医治疗，系统性红斑狼疮患者在心理健康(MH)、躯体健康所致角色限制(RP)、情绪问题所致角色限制(RE)3 个维度上的生存质量均有改善。

3. 2 组治疗后各维度生存质量比较　表 5－1 显示，2 组治疗前各维度生存质量比较差异无统计学意义($P>0.05$)，具有可比性。与对照组比较，治疗组在躯体疼痛(BP)、心理健康(MH)、总体健康感(GH)3 个维度上差异有统计学意义($P<0.05$)；在躯体功能(PF)、生命活力(VT)2 个维度上差异有显著统计学意义($P<0.01$)；综合评分在统计学差异有统计学意义($P<0.01$)。研究提示，治疗组在躯体疼痛(BP)、心理健康(MH)、总体健康感(GH)、躯体功能(PF)、生

命活力(VT)5 个维度与总体评价上均优于对照组。

表 5 - 1　2 组治疗前后各维度生存质量比较($\bar{x}\pm s$)

维　度	治　疗　组		对　照　组	
	治疗前	治疗后	治疗前	治疗后
躯体功能(PF)	59.17±25.28	71.25±19.10*##	43.17±18.57	46.50±28.53
躯体健康所致角色限制(RP)	30.56±15.13	48.61±18.71	25.83±11.23	42.50±27.19**
躯体疼痛(BP)	60.60±23.35	73.98±23.17**#	62.25±21.82	59.28±21.90
生命活力(VT)	61.11±12.66	68.33±13.84*##	50.13±15.54	57.17±18.23
社会功能(SF)	58.68±23.87	770.22±21.00*	51.25±23.52	55.83±24.72
情绪问题所致角色限制(RE)	37.03±15.01	65.63±23.14**	34.46±14.15	55.22±13.12**
心理健康(MH)	72.41±16.97	80.39±14.63*#	60.00±14.59	70.13±19.95*
总体健康感(GH)	45.72±15.39	56.52±16.02**#	40.33±18.35	48.00±20.02
综合评分	425.3±134.94	534.16±129.39**##	379.40±120.23	436.63±141.33

注：与治疗前比较，* $P<0.05$，** $P<0.01$；与对照组比较，# $P<0.05$，## $P<0.01$。

四、讨论

1. 系统性红斑狼疮与生存质量　系统性红斑狼疮的系统破坏性及医源性疾病给患者、家庭和社会带来沉重负担。不少患者了解到系统性红斑狼疮的病因治疗药物——激素与免疫抑制剂的毒副反应后，对此产生了抵触心理，甚至出现紧张、沮丧、焦虑、忧郁的情绪状态，严重妨碍了日常工作与生活。同时长期的病痛也影响患者参与社会交流、社会活动，反过来又会影响病患的情绪。因此，目前系统性红斑狼疮的目标治疗已从单纯的提高生存率转向改善生存质量。

SF-36 作为简明健康调查问卷，概括了生理、心理、功能以及主观感受等方面的内容，它也被用于临床实践和研究与某类疾病关联的结局测量。国际上多数学者认为，SF-36 是目前评价系统性红斑狼疮患者生存质量的一种可靠、有效的量表，具有良好的内部一致性和复测性度。国外已有人利用 SF-36 作为终点指标评价临床疗效。

龙德在研究生存质量与中医临床疗效时指出,把生存质量概念引入中医学证治研究中是必要和迫切的,因为缺乏国际公认的标准化评定方法是中医走向世界的障碍,同时生存质量的理论是中医药走向世界的桥梁。生存质量理论的精髓是强调医学干预的目的,提高患者的生存质量,这与中医学的诊疗目的不谋而合,说明把生存质量理论引入中医学的证治研究在理论上是可行的。

2. **养阴清热中药与系统性红斑狼疮患者的生存质量** 中医从整体着眼,根据辨证论治原则,并运用中药的多靶点治疗系统性红斑狼疮是其所特有的优势。在增强疗效、抑制西药的毒副作用、有效撤减激素用量和改善症状、提高生存质量、延长生存时间等方面,显示出其独特的优势。

根据《内经》"邪入于阴则痹",以及朱丹溪"阳常有余,阴常不足"理论,我科率先提出痹证"当以虚立论",以阴虚为主,治疗上确定了以"养阴清热"为大法。研究显示,中药组方在改善患者症状和病情上具有显著作用,可以部分替代激素和免疫抑制剂作用。组方由生地黄、川芎、积雪草、猫爪草、丹参组成。君药生地黄原名干地黄,简称生地,味甘微苦、性寒,归心肝肾经,主要有凉血清热和滋阴补肾的作用。自古以来在养心、柔肝、养脾、润肺、滋肾、调养五脏方面以及养阴、凉血、生津、清热方面,都是首要和重要的药物。现代药理研究表明其具有调节免疫功能,能明显提高淋巴细胞 DNA 和蛋白质的合成,对活性淋巴细胞 IL-2 的产生有明显的增强作用,增强低下的细胞免疫功能,保护由于使用了环磷酰胺和地塞米松等免疫抑制的机体,还能保护肾上腺皮质网状带的萎缩。川芎味辛、性温,具有活血行气、祛风止痛的功效。现代药理研究证实,川芎具有扩血管、抗凝血和抗栓塞作用,增加肾脏血流量,抑制机体免疫功能的作用;积雪草味苦,性寒,具有活血消肿、清热利水的功效,且具有抗胶原、促进皮肤生长、抑制肾脏纤维化作用,可改善红斑皮疹及蛋白尿;猫爪草味苦、辛,性平,具有清热解毒、化痰散结的功效,且具有改善蛋白尿作用;丹参味苦,性凉,具有活血祛瘀、养血安神的功效,且具有扩血管、抗肺纤维化、减轻肺动脉高压和保肾作用。

通过对 66 例系统性红斑狼疮患者生存质量的研究,可以得出这样的结论,治疗组在躯体疼痛(BP)、心理健康(MH)、总体健康感(GH)、躯体功能(PF)、生命活力(VT)5 个维度与总体评分上均优于对照组,提示在激素的基础治疗上,中药结合免疫抑制剂比单用免疫抑制剂能更好地改善系统性红斑狼疮的生存质量,尤以躯体功能(PF)、生命活力(VT)2 个维度为著($P < 0.01$)。这一结果与我们选用的中药能增效减毒治疗系统性红斑狼疮密不可分。

　　细究导致 2 组差异的因素主要是病情活动度与并发症两方面,这也是直接影响系统性红斑狼疮患者生存质量的两大因素。由此证实了养阴清热中药联合西药降低系统性红斑狼疮活动度与并发症的同时,改善了患者的生存质量。

　　今后我们将进一步研究影响系统性红斑狼疮患者生存质量的相关因素以及系统性红斑狼疮疾病活动度与生存质量的相关性,以利于更好地改善系统性红斑狼疮患者的生存质量。

(陈薇薇,苏晓)

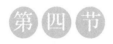

类风湿关节炎并发血管炎从络辨治探析

　　血管炎是类风湿关节炎少见的关节外并发症,其发病机制与动脉粥样硬化相似,均可通过炎症反应促使血栓形成。病程达 10 年以上的类风湿关节炎患者易并发血管炎,且可明显加重关节损伤和其他关节外症状,其常见临床表现包括远端皮肤溃疡、周围神经病变、巩膜炎、心包炎等。类风湿关节炎归属于中医"痹病"范畴,其并发血管炎若累及中小血管属"肢体痹",若累及内脏属"内脏痹"。清代叶天士《临证指南医案》记载:"风寒湿三气合而为痹,然经年累月,外邪留着,气血皆伤,其化为败瘀凝痰,混处经络,盖有诸矣。"痹病盖因正虚邪侵,络脉痹阻,致筋骨、关节、血脉、肌肉受累。《素问·痹论》曰:"风寒湿三气杂至,合而为痹也……五脏皆有合,病久而不去者,内舍于其合也。"本病乃外邪久痹,由阳入阴,由气及血,由表及里发病。《金匮要略·中风历节病脉证并治》曰:"邪在于络,肌肤不仁。"《中藏经·论痹》曰:"五脏六腑,感于邪气,乱于真气,闭而不仁,故曰痹。"说明本病病位在脉络,脉络瘀阻,气血失运。《灵枢·经脉》有"经脉者,所以决生死,处百病,调虚实,不可不通"之说,说明本病治疗当以"通"为本。临证取药多以辛味药物、虫类药物、藤类药物为用。若络虚瘀阻,则应用"以补通络"之法,寓通于补,气血调和,络脉自通。

一、从瘀发病

　　1. 痹从络生　络病学说起源于《内经》,由东汉张仲景创"络病证治"奠定其临床基础,至清代叶天士提出"久病入络",发展了络病学说。《医门法律·络脉论》曰:"十二经生十二络,十二络生一百八十系络,系络生一百八十缠络,缠络生三万四千孙络。"这与西医学的中小血管及微循环相类似,络脉层层细化,缠绊交换气血,体现了络病学说的整体性和微观性,对维持全身脏腑、四肢百骸的生理功能具有重要意义。"血气之输,输与诸络",络脉分为经络之络(气络)运行经气和脉络之络(血络)运行血液,共主气血。络脉网络系统是由外部体表阳络-中间经脉-内部脏腑阴络共同组成,风寒湿之邪首先侵袭体表阳络,由络入经,若正邪交争,病久不愈,则邪入阴络。如《灵枢·百病始生》曰:"留而不去……留著于脉,稽留而不去,息而成积,或著孙脉,或著络脉。"外邪由表入里,化生痰、瘀、虚等致痹。痰瘀阻络,或于肢体脉络,肌肤不仁;或于五脏脉络,脏腑失调。

2. 病由瘀发 类风湿关节炎并发血管炎从"痹"论治,属风湿免疫病范畴。沈丕安认为血脉瘀滞是其基础病因。"初为气结在经,久则血伤入络",初病经络之络气机升降失常,络气郁滞或虚滞,则见肢体胀痛。久病不愈则津凝为痰,血滞为瘀,痰瘀阻滞脉络,即所谓"久瘀入络",瘀阻络道,津停脉外,则关节肿痛;气血失道,肌肤失荣,则肌肤甲错。《临证指南医案》认为"邪与气血两凝,结聚络脉",络脉瘀阻进一步加重则出现络脉细急,气血猝然不通,四末失养,则见肢端青紫发冷,或心脉失养、胸闷心痛等。若络脉完全闭塞,气血阻绝,则见肢体剧痛青紫,甚至痿软废用;目睛失养,视物模糊;心脉痹阻,痛引肩背;肾络瘀塞,水肿尿少等。久病失养,因瘀致虚,"络虚则痛",气血两亏,则见绵绵隐痛。魏中海提出"虚邪伏络"为痹病的病因病机,乃机体正虚为本,邪伏筋骨关节之络脉为标。

瘀既为类风湿关节炎并发血管炎的病因又为其病理产物。先天真元不足,外感风寒湿邪,阴阳失调,迁延不愈,则由气及血,由经入络。络脉易滞易瘀,易入难出,则内生痰瘀。痰瘀阻络,易积成形,则络脉细急,甚至闭塞。现代病理研究发现类风湿关节炎并发血管炎与动脉粥样硬化的机制相似,首先通过激活 T 细胞,产生炎症细胞因子 TNF-α 和 IL-6,使细胞外金属蛋白酶类以及白细胞黏附分子高表达,促进炎症反应,引起平滑肌细胞的异常增殖和迁移,动脉粥样硬化初步形成。实验证实患者外周血中可检测到抗内皮细胞抗体、抗中性粒细胞胞浆抗体、内皮微粒水平的异常。西医学中血管斑块的形成机制与络病学中瘀的产生具有相似之处。络气的调节功能与神经内分泌免疫调节功能及血管内皮功能相似,其功能异常形成病理基础。脉络与血管系统类似,脉络功能依赖络气的推动,血管系统功能需要神经内分泌免疫系统的调节。络脉气血互生互用,气为血之帅,血为气之母,络气郁阻致络脉瘀闭。吴以岭提出了"络气与神经-内分泌-免疫功能网络"学说和"脉络-血管系统"概念,揭示了络病学说与 NEI 网络及血管系统具有对生命活动整体观的一致性,即神经内分泌免疫系统与血管系统之间互相调节以达到机体的平衡状态,络脉系统对人体的阴阳消长平衡同样具有重要意义。

二、从络辨治

《临证指南医案》指出其"初为气结在经,久则血伤入络",本病病程较久,邪已入血伤络。"络虚则痛",气血不足,络脉失养,则见皮肤干涩、麻木不仁等症状。本病一般发生于痹病后期,肝病及肾,五脏紊乱,气血亏虚。本病因虚生,因瘀变。遵络病治法皆以通为本,当以祛瘀通络以治其标,补益肝肾以治其本。

1. **以通祛瘀** 瘀是本病的第二病因,其既是病理产物,又促进病情发展。活血通络法可有效改善类风湿关节炎患者临床症状,治疗上主要应用祛瘀通络药物。"络以辛为泄",以辛香之品通络引经,外达肌肤腠理,内至经络脏腑,调畅脉络,如乳香、薤白、桂枝、细辛等。若外邪久滞,则可以虫药搜剔络瘀。"以食血之虫,飞者走络中气分,走者走络中血分,可谓无微不入,无坚不破。"如地龙、蝉蜕、全蝎、蜈蚣等。动物实验表明全蝎、蜈蚣可显著减轻胶原免疫性关节炎大鼠的关节软骨破坏程度。又"凡藤类之属,皆可通经入络",取象比类,以藤络之无处不至,散络脉之瘀血痰结,如雷公藤、忍冬藤、青风藤等。现代研究证实雷公藤内酯醇能够抑制滑膜血管翳的生成和滑膜细胞的增殖,Meta 分析显示雷公藤提取物在缓解晨僵及双手握力方面明显优于抗风湿药(DMARDs)($P<0.05$),在关节肿胀指数方面,其与 DMARDs 联合治疗优于 DMARDs($P<0.05$),对治疗类风湿关节炎骨破坏及血管病变具有重要意义。

2. **以补通络** 《临证指南医案》认为"百日久恙,血络必伤",脉络瘀滞,气血不畅,则络虚不荣,脏腑失养。"大凡络虚,通补最宜"。以益气补血之药,养脉荣络,则助气调血畅,以补通络。类风湿关节炎并发血管炎常见肢端青紫,麻木痿软,若兼神疲乏力等气血亏虚表现,可予当归、川芎、白芍、白术等益气养血荣络。若邪入心肺,兼见心慌胸闷,短气乏力,则予五味子、柏子仁、党参等补益心肺。若邪入肝脾,兼见纳少乏力,视物昏花,则予山药、茯苓、女贞子等调肝健脾。若邪入肾络,兼见水肿少尿,呼多吸少,则予蛤蚧、山茱萸、巴戟天等补精益肾。寓通于补,通补兼施,调和阴阳,络气、脉络顺达,则神经内分泌免疫系统与血管系统平衡稳定。然本病迁延,多种病邪相兼致病,需临证施治。

三、医案举隅

患者,女,66 岁。

初诊:2008 年 3 月 14 日。

主诉:关节肿痛 6 年,伴右足趾、足底发绀疼痛 3 个月。

现病史:患者 2002 年因双手关节肿痛,伴晨僵,发热,查类风湿因子阳性、红细胞沉降率升高,后逐渐出现全身关节疼痛,于某医院确诊为类风湿关节炎,曾予甲氨蝶呤、青霉胺、硫酸羟氯喹、雷公藤、来氟米特等药物治疗,但因出现发热等不良反应而停药。泼尼松龙最大剂量曾用至 20 mg/d,后加用注射用重组人 Ⅱ型肿瘤坏死因子受体抗体融合蛋白 25 mg 每周 2 次加强抑制免疫,因症状逐渐减轻,泼尼松龙渐减至 10 mg/d。应用注射用重组人 Ⅱ型肿瘤坏死因子受体抗体融合蛋白 3 个月后出现口干、肺部感染而停药,改加用甲氨蝶呤 7.5 mg 每周 1 次后口干改善,泼尼松龙渐减为 7.5 mg/d。2008 年初无明显诱因下患者出现反复发热,外院拟"肺部感染"予抗感染及地塞米松治疗,但仍有间断性发热。3 个月内患者逐渐出现右足趾、足底皮肤发绀疼痛。查血常规:白细胞 7.03×10^9/L,中性粒细胞百分比 71.9%,淋巴细胞百分比 15.9%,血红蛋白 101 g/L,血小板 411×10^9/L。凝血酶原时间 11.4 s。红细胞沉降率 69 mm/h。类风湿因子 1 110 IU/mL。免疫球蛋白 G 11.40 g/L,免疫球蛋白 M 1.3 g/L,免疫球蛋白 A 4.54 g/L。右足溃疡培养无致病菌生长。下肢动脉彩超:双下肢动脉硬化(内膜改变伴斑块形成)。肺部 CT:左肺下叶见毛玻璃样密度增高,符合风湿病肺部表现。刻诊:患者四肢关节肿痛,右足趾、足底发绀疼痛,右第一、五足趾及足底外缘局部坏疽,肤温升高,口干咽痛,纳差,大便不畅,寐欠安。舌红苔薄,脉细弦。

西医诊断:类风湿关节炎,周围神经病变,右足趾坏疽伴感染。

中医诊断:痹病。

辨证:肝肾不足,瘀血阻络。

治则:补益肝肾,活血通络。

处理:予甲氨蝶呤 10 mg/d,甲泼尼龙 40 mg 每日 1 次(冲击治疗)抑制免疫。

处方:

淫羊藿 30 g	岗稔根 30 g	威灵仙 15 g	续断 12 g

杜仲 12 g	金雀根 30 g	羌活 30 g	鸡血藤 30 g
葶苈子 30 g(包煎)	白芥子 12 g	白芍 30 g	桂枝 9 g
川芎 9 g	桃仁 12 g	陈皮 6 g	生甘草 6 g

每日 1 剂,水煎 2 次,取汁 400 mL,分早、晚饭后温服,服 14 剂。

另予熏足方:

生地黄 30 g	羌活 30 g	黄芩 30 g	莪术 30 g
红花 20 g	葶苈子 30 g	白芥子 25 g	川芎 9 g
桂枝 12 g	椒目 12 g		

每日 1 剂,每晚 1 次,右足熏洗。

二诊:2008 年 3 月 26 日。服药后症状减少,关节肿痛稍有,右足趾、足底发绀疼痛改善,右第一、五足趾及足底外缘局部坏疽好转。无明显口干咽痛,纳可,二便调,寐尚安。处理:停甲泼尼龙,改予泼尼松 10 mg 每日 3 次口服抑制免疫。初诊方加生地黄 18 g、生石膏 15 g、柴胡 9 g。服 14 剂。

三诊:2008 年 4 月 9 日。患者右第一、五足趾及足底外缘局部坏疽较前明显好转,右足趾、足底发绀疼痛稍有,时有麻木,关节肿痛不显。纳可,二便调,夜寐安。二诊方减葶苈子、白芥子,改白芍 9 g,加川牛膝 12 g,赤芍 9 g,当归 9 g。服 14 剂。

四诊:2008 年 4 月 23 日。患者右足坏疽基本消失,右足趾、足底发绀疼痛时有,麻木偶有,关节肿痛不显。纳可,二便调,夜寐安。处理:调整泼尼松为 10 mg、10 mg、5 mg 每日 3 次口服抑制免疫。继服三诊方 14 剂,巩固治疗。

【按语】

本例患者具有多年类风湿关节炎病史,并发血管炎。根据检查提示本病已累及肺脏及血管神经系统。"久病入络",络气失和,瘀血内生,则久病络虚,脏腑失荣。活血化瘀治其标,补益肝肾治其本。标本兼顾,则血生络通,肌肤脏腑得养。初诊方中淫羊藿、杜仲、续断补益肝肾。岗稔根、金雀根活血通络。威灵仙、羌活祛风除湿止痛。葶苈子、白芥子利水消肿。白芍既可散瘀止痛,又润肠通便,现代药理证实白芍有效成分白芍总苷具有调节免疫、抗炎镇痛及护肝作用。桂枝以辛通络,通达表里,引经驱邪。川芎、桃仁、鸡血藤行气活血,同时鸡血藤具有抗凝纤溶作用。复诊方中生地黄、赤芍、当归取血府逐瘀汤之意;生地黄、当归滋阴养血,清热活血;赤芍活血祛瘀;川牛膝活血通经,引药下行;柴胡疏肝理气;生石膏清热泻火,收敛生肌;陈皮理气和胃,生甘草调和诸药。熏足方中椒目、桂枝辛温通络,余药共奏活血化瘀、清热消肿之效。初以补益肝肾、调和气血为主,肝生血,肾主气,滋补肝肾,调和气血,络脉得养,乃以补通络之法。以辛引经,取藤类等活血化瘀之品,瘀祛血生,络脉自通。标本同治,则关节肿痛好转,皮肤发绀疼痛逐步改善,肢端坏疽康复。

(赵文修,苏晓)

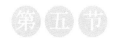

中药组方调节阴虚内热型系统性红斑狼疮 Th1/Th2 平衡的临床研究

近年来,我们在前期研究证实养阴清热中药组方临床疗效的基础上,通过观察该方对调节系统性红斑狼疮患者 Th1/Th2 平衡,以期从 Th1/Th2 细胞分泌的代表性细胞因子 IL-2、IFN-γ、IL-4、IL-10 角度探讨其作用机制,现报告如下。

一、临床资料

1. 一般资料   所有病例均来自 2010 年 6 月至 2012 年 12 月就诊于我院风湿科门诊与病房患者,共 90 例,随机分为 3 组。中西医结合组(简称"中西医组")30 例:男 1 例,女 29 例;年龄 18~64 岁,平均年龄 43.18 岁;病程 3~44 个月,平均病程 14.43 个月。西医组 30 例:男 1 例,女 29 例;年龄 19~65 岁,平均年龄 44.67 岁;病程 1~34 个月,平均病程 14.13 个月。中医组 30 例:男 2 例,女 28 例;年龄 19~63 岁,平均年龄 45.25 岁;病程 3~41 个月,平均病程 13.96 个月。3 组患者一般资料比较,差异无统计学意义($P>0.05$),具有可比性。

2. 诊断标准   西医诊断参照文献制定。中医证候诊断参照 2002 年版《中药新药临床研究指导原则》系统性红斑狼疮阴虚内热型的诊断标准制定。

3. 纳入标准   ① 年龄 18 岁~65 岁;② 符合西医诊断标准;③ 符合中医阴虚内热证的诊断标准;④ 自愿参与试验并签订知情同意书;⑤ 系统性红斑狼疮疾病活动度评分(SLEDAI)≥5 分。

4. 排除标准   ① 重度活动型红斑狼疮患者;② 重叠其他风湿病患者;

③ 合并心、肝、肾、脑和造血系统等严重原发性疾病者;④ 妊娠或哺乳期妇女、精神病患者;⑤ 对本药组成成分过敏者。

二、治疗方法

1. **西医组** 泼尼松口服,初起量 1 mg/(kg·d),病情稳定 4 周后酌情减量;硫酸羟基氯喹片(上海中西制药有限公司生产,国药准字 H19990263,规格:每片 0.1 g)口服,每次 0.1 g,每日 2 次。

2. **中医组** 基础治疗为小剂量泼尼松(≤15 mg/d)口服,硫酸羟基氯喹片口服(剂量、服法同西医组)。另加中药常规口服。方药组成:生地黄、黄芩、积雪草、川芎、猫爪草、丹参各 9 g。加味法:发热,加石膏(重用)、寒水石、滑石;关节疼痛,加羌活、威灵仙;红斑明显,加水牛角、牡丹皮;口腔溃疡,加土茯苓、黄连;血管炎症状明显,加鬼箭羽、桂枝;胸腔积液,加葶苈子、白芥子。

3. **中西医组中西药联合治疗** (具体方案:中药同中医组、西药同西医组)。3 组疗程均为 6 个月,疗程结束后进行疗效观察。

三、疗效观察

1. **疗效指标** ① 中医症候积分:参照 2002 年《中药新药临床研究指导原则》中系统性红斑狼疮阴虚内热型积分标准。② SLEDAI 积分:采用国际通用的 SLEDAI 评分标准:0~4 分基本无活动,5~9 分为轻度活动,10~14 分为中度活动,15 分以上为重度活动。③ 实验室指标:治疗前后检测 3 组白介素-2(IL-2)、白介素-4(IL-4)、白介素-10(IL-10)水平,血清免疫球蛋白 G(IgG)、血清免疫球蛋白 A(IgA)、血清免疫球蛋白 M(IgM)、C3、C4 含量,红细胞沉降率(ESR)及抗双链 DNA 抗体(dsDNA)水平。

2. **疗效评定标准** 参照 2002 年版《中药新药临床研究指导原则》制定。临床痊愈:中医临床症状、体征消失或基本消失,证候积分减少≥95%;显效:中医临床症状、体征改善,证候积分减少≥70%;有效:中医临床症状、体征好转,证候积分减少≥30%;无效:中医临床症状、体征均无明显改善,甚或加重,证候积分减少不足 30%。

3. **统计学方法** 采用 SPSS13.0 统计分析软件对资料数据进行统计学处理,计量资料采用($\bar{x}\pm s$)表示,组内比较采用 t 检验,组间比较采用方差分析;计数资料中非等级资料采用 χ^2 检验，等级资料采用 Ridit 分析，以双侧 $P<0.05$ 为具有显著性差异。

4. 治疗结果

（1）3 组临床疗效比较：中西医组 30 例中，显效 4 例，有效 19 例，无效 7 例，总有效率 76.6%；西医组 30 例中，显效 1 例，有效 13 例，无效 16 例，总有效率 46.7%；中医组 30 例中，显效 2 例，有效 8 例，无效 20 例，总有效率 33.3%。3 组疗效经 Ridit 分析，中西医组与中医组、西医组比较均有统计学差异（$P<0.05$）。提示中西医组疗效优于中医组及西医组。

（2）3 组 SLEDAI 评分及中医证候积分比较：见表 5-2。

表 5-2　中西医组与西医组、中医组治疗前后 SLEDAI 评分及中医证候积分比较（$\bar{x}\pm s$）分

组　别	例　数	时　间	SLEDAI 评分	中医证候积分
中西医组	30	治疗前 治疗后	8.07 ± 1.91 4.27 ± 1.60	11.37 ± 5.24 $5.43\pm2.11^{**}$
西医组	30	治疗前 治疗后	7.93 ± 1.84 5.07 ± 1.62	11.23 ± 5.52 $8.50\pm4.07^{*\#}$
中医组	30	治疗前 治疗后	8.23 ± 1.98 5.73 ± 1.68	10.80 ± 5.88 $8.63\pm4.06^{\#}$

注：与同组治疗前比较，$^* P<0.05$，$^{**} P<0.01$；与中西医组治疗后比较，$^\# P<0.05$，$^{\#\#} P<0.01$。

（3）3 组白介素比较：见表 5-3。

表 5-3　中西医组与西医组、中医组治疗前后白介素变化比较（$\bar{x}\pm s$）

组　别	例数	时　间	IL-2(ng/mL)	IL-4(ng/mL)	IL-10(ng/mL)
中西医组	30	治疗前 治疗后	2.93 ± 1.94 $3.79\pm2.23^{**}$	11.7 ± 6.49 7.13 ± 5.67	49.96 ± 44.89 $36.20\pm31.52^{*}$
西医组	30	治疗前 治疗后	2.48 ± 1.49 $3.58\pm2.27^{*}$	9.43 ± 5.85 $19.26\pm16.57^{\#\#}$	43.30 ± 36.01 31.10 ± 20.11
中医组	30	治疗前 治疗后	3.74 ± 2.52 4.06 ± 2.68	7.04 ± 5.47 $15.57\pm11.88^{*\#}$	55.06 ± 37.44 44.19 ± 33.07

注：与同组治疗前比较，$^* P<0.05$，$^{**} P<0.01$；与中西医组治疗后比较，$^\# P<0.05$，$^{\#\#} P<0.01$。

（4）3组免疫球蛋白与补体水平比较：见表 5 - 4。

表 5 - 4　中西医组与西医组、中医组治疗前后免疫球蛋白与
补体水平比较($\bar{x}\pm s$)g/L

组别	例数	时间	IgG	IgA	IgM	C3	C4
中西医组	30	治疗前	14.77±7.46	2.92±1.43	1.02±0.73	0.76±0.25	0.17±0.08
		治疗后	12.63±5.69*	2.62±1.29	0.82±0.44**	0.88±0.23**	0.17±0.07
西医组	30	治疗前	12.67±5.34	2.82±1.09	0.79±0.64	0.74±0.24	0.15±0.07
		治疗后	11.97±4.89	2.73±1.06	0.77±0.67	0.82±0.23	0.15±0.05
中医组	30	治疗前	14.42±5.75	2.57±1.21	0.83±0.43	0.71±0.23	0.13±0.06
		治疗后	13.10±5.42	2.57±0.99	0.70±0.37	0.78±0.21	0.15±0.05**

注：与同组治疗前比较，* $P<0.05$，** $P<0.01$。

（5）3组抗 dsDNA 抗体及 ESR 比较：见表 5 - 5。

表 5 - 5　中西医组与西医组、中医组治疗前后 ESR、
抗 dsDNA 抗体变化比较($\bar{x}\pm s$)

组　别	例　数	时　间	ESR(mm/h)	抗 dsDNA 抗体(IU/ML)
中西医组	30	治疗前	49.07±33.24	197.37±149.75
		治疗后	41.53±28.65	142.06±126.15*
西医组	30	治疗前	57.58±34.29	157.41±119.23
		治疗后	42.35±30.15*	135.38±134.80*
中医组	30	治疗前	43.04±31.64	192.67±188.50
		治疗后	31.63±25.16	137.70±123.83**

注：与同组治疗前比较，* $P<0.05$，** $P<0.01$。

（6）不良反应及并发症：经 χ^2 确切概率法检验，西医组不良反应及并发症发生率与中医组比较有高度显著性差异（$P<0.01$），与中西医组比较亦有显著性差异（$P<0.05$）；中医组与中西医组不良反应及并发症发生率比较亦有显著性差异（$P<0.05$）。上述结果提示西医组不良反应发生率最高，中医组最低。详见表 5 - 6。

表 5 - 6　中西医组与西医组、中医组不良反应及并发症发生率比较

组　别	例数	不良反应及并发症						发生率
		感染	脑血管意外	高血压	消化道溃疡	股骨头无菌性坏死	糖尿病	
中西医组	30	3	0	1	0	1	0	16.7%
西医组	30	5	1	1	1	2	1	36.7%
中医组	30	1	0	1	0	0	0	6.7%

四、讨论

系统性红斑狼疮是由不同病因引起的累及多系统、多器官、临床表现复杂和病程迁延反复的自身免疫性疾病,其血清中含有以抗核抗体为主的大量不同的自身抗体。调查表明,近年来世界范围内报道的病例有增多的趋势,18 岁以上女性发病率高达 372/10 万,我国的发病率为 1/1 000,以女性多见,尤其是 20～40 岁的育龄女性。同时,国内外研究亦发现 Th1 和 Th2 之间细胞因子的失衡在系统性红斑狼疮疾病发生和发展中起着关键作用。

通过上述研究,我们发现中西医组、西医组、中医组经相应治疗均能不同程度地改善 SLEDAI 评分及中医证候积分,部分改善免疫功能(血清免疫球蛋白 M、C3、C4 水平及抗 dsDNA)与细胞因子(血清 IL - 2、IL - 4、IL - 10)水平。其中,尤以中西医组疗效最佳,其能显著提高临床疗效,降低系统性红斑狼疮疾病活动度,缓解症情,改善中医症状及细胞因子水平。

此外,本研究不仅进一步验证了养阴清热中药组方能改善系统性红斑狼疮患者症情与免疫学指标,同时还证实了该中药组方能改善分别代表 Th1 细胞的细胞因子 IL - 2 与 Th2 细胞的细胞因子 IL - 4、IL - 10 水平。据此我们推测,该中药组方治疗系统性红斑狼疮的作用机制之一可能是通过改善 Th1 和 Th2 之间细胞因子,调节 Th1/Th2 平衡,从而发挥治疗效果。

根据系统性红斑狼疮的发病特点及临床表现,我院风湿科创始人、上海市名中医沈丕安诊治该病以“虚”立论,大胆创新,反复总结、筛选出了针对系统性红斑狼疮的养阴清热中药组方,并取得了初步的成效。方中以生地黄为君药,功专凉血清热和滋阴补肾,现代药理研究证实其具有调节免疫功能,能明显提高淋巴细胞 DNA 和蛋白质的合成,对 IL - 2 的产生有明显的增强作用,增强低下的细

胞免疫功能,保护由于使用了环磷酰胺和地塞米松而免疫抑制的机体,还能保护肾上腺皮质网状带的萎缩;黄芩功能清热解毒,药理研究证实黄芩具有显著的免疫抑制作用;川芎功能活血行气、祛风止痛,药理研究证实其具有扩血管、抗凝血和抗栓塞作用,增加肾脏血流量,抑制机体免疫功能作用;积雪草功能活血消肿、清热利水,药理研究表明其具有抗胶原、促进皮肤生长,抑制肾脏纤维化作用,进而改善红斑皮疹及蛋白尿;猫爪草功能清热解毒、化痰散结,药理研究证实其具有改善蛋白尿作用;丹参功能活血祛瘀、养血安神,现代药理研究证实其具有扩血管、抗肺纤维化、减轻肺动脉高压、保肾等作用。诸药有机配伍,共奏养阴清热、凉血活血之效,体现了中医辨证与西医辨病相结合的治疗思路。

系统性红斑狼疮为系统性疾病,可累及各重要脏器,病情复杂多变,来势凶险。而中药起效慢、药力轻,缓不济急,限制了中药在系统性红斑狼疮中的治疗作用。然西药治疗虽然起效快,疗效强,但长期应用易出现毒副作用及合并感染、心脑血管意外、高血压等致残、致死的并发症,且已成为系统性红斑狼疮患者主要的致死原因。本研究发现中医组的不良反应及并发症发生率明显低于西医组及中西医组,因此,我们主张中西医联用,优势互补,增效减毒,发挥激素免疫抑制的桥梁与中药调节免疫的作用。

(陈薇薇,苏晓)

附 篇

一、主要发表论文

[1] 沈丕安,郑淑华,苏晓,等.狼疮性心包炎的中医治疗[J].北京中医,1990(1):18 -
20.

[2] 沈丕安,苏晓,沈粮,等.52 例狼疮性肾炎用养阴清热法治疗[J].上海中医药杂志,
1990(5):14 - 15.

[3] 袁炳勋,郑淑华,苏晓,等.应用中医治疗 SLE 发热对 AIDS 的发热"异病同治"的探
讨[J].中医药学报,1991(2):40.

[4] 苏晓,沈丕安.中医辨治狼疮性肾炎 60 例[J].辽宁中医杂志,1996(4):164 - 165.

[5] 苏晓,沈丕安.养阴清热法为主治疗狼疮性肾炎 60 例临床观察[J].上海中医药杂
志,1997(10):26 - 27.

[6] 苏晓,沈丕安.红斑狼疮舌象异常探微[J].辽宁中医杂志,1998(4):18.

[7] 苏晓.红斑汤治疗系统性红斑狼疮 82 例[J].中国中医药科技,1998(3):178 - 179.

[8] 苏晓.沈丕安治疗系统性红斑狼疮的经验[J].新中医,1998(8):11 - 12.

[9] 苏晓,夏菁.加减十藤汤治疗类风湿关节炎 74 例疗效观察[J].中国中医药科技,
2000(3):182 - 183.

[10] 苏晓,沈丕安,杨旭鸣,等.红斑汤撤减激素治疗系统性红斑狼疮 30 例疗效观察
[J].新中医,2002(1):17 - 19.

[11] 洪强,沈丕安,苏晓.红斑汤治疗活动期系统性红斑狼疮 32 例疗效观察[J].新中
医,2002(7):21 - 22.

[12] 苏晓,沈丕安,夏菁,等.养阴清热、活血利水为主治疗狼疮性肾炎 40 例[J].上海中
医药杂志,2005(1):9 - 11.

[13] 苏晓,陈薇薇.中药复方治疗系统性红斑狼疮增效减毒的临床研究[J].中国中医药
信息杂志,2009,16(10):12 - 14.

[14] 苏晓,张娜.养阴活血生津法治疗干燥综合征[J].中华中医药学刊,2009,27(11):
2264 - 2268.

名中医苏晓学术传承集

[15] 沈丕安,陈朝蔚,苏晓,等. 从"7+1"论治类风湿关节炎[J]. 上海中医药大学学报, 2010,24(2)：1-3.

[16] 陈薇薇,苏晓. 苏晓增效减毒治疗系统性红斑狼疮的策略[J]. 中国中医基础医学杂志,2010,16(4)：318-320.

[17] 苏晓,张娜,马青海. 补肾通络方联合甲氨喋呤治疗类风湿关节炎临床研究[J]. 中华中医药学刊,2010,28(5)：934-937.

[18] 夏嘉,苏晓. 干扰素 γ 与系统性红斑狼疮[J]. 第二军医大学学报,2010,31(9)：1020-1022.

[19] 陈薇薇,苏晓. 养阴清热、补肾化瘀中药联合 CTX 治疗狼疮性肾炎的临床研究[J]. 辽宁中医杂志,2010,37(10)：1982-1984.

[20] 夏嘉,苏晓,杨旭鸣. 强直性脊柱炎合并自身免疫性溶血性贫血 1 例[J]. 复旦学报(医学版),2010,37(6)：757-758.

[21] 夏嘉,苏晓,陈薇薇,等. 散寒祛湿中药治疗类风湿关节炎增效减毒临床研究[J]. 辽宁中医药大学学报,2011,13(1)：108-110.

[22] 唐华燕,苏晓. 养阴清热、补益肝肾法治疗系统性红斑狼疮 56 例[J]. 辽宁中医杂志,2011,38(1)：82-83.

[23] 夏嘉,苏晓. 中医药在狼疮性肾炎治疗中的应用[J]. 中医药信息,2011,28(3)：155-157.

[24] 夏嘉,苏晓. 调节性 T 细胞与系统性红斑狼疮关系的研究[J]. 现代中西医结合杂志,2011,20(18)：2330-2332.

[25] 陈薇薇,苏晓,夏嘉. 补肾通络方配合西药治疗难治性类风湿关节炎 44 例[J]. 陕西中医,2011,32(7)：824-826.

[26] 夏嘉,苏晓. 英夫利西单抗治疗难治性强直性脊柱炎一例[J]. 山西医药杂志(下半月刊),2011,40(12)：1291.

[27] 黄慧萍,苏晓. 养阴清热法治疗系统性红斑狼疮研究进展[J]. 中国中医基础医学杂志,2011,17(12)：1397-1399.

[28] 苏晓,夏嘉,杨旭鸣,等. 中药组方部分替代免疫抑制剂治疗狼疮性肾炎的研究[J]. 风湿病与关节炎,2012,1(3)：37-42.

[29] 苏晓,夏嘉,杨旭鸣,等. 养阴清热、活血利水中药组方治疗狼疮性肾炎的疗效观察[J]. 辽宁中医杂志,2012,39(12)：2413-2416.

[30] 苏晓,夏嘉,杨旭鸣,等. 中药组方部分替代免疫抑制剂治疗狼疮性肾炎的研究[J]. 风湿病与关节炎,2012,1(3)：37-42.

[31] 苏晓,唐华燕,夏嘉,等. 中医风湿病临床教学中双"P"模式的运用[J]. 云南中医学院学报,2012,35(4)：59-61.

[32] 黄慧萍,苏晓.346 例系统性红斑狼疮中医证型及相关因素回顾性分析[J].四川中医,2013,31(8)：66-68.

[33] 高龙,苏晓,姚重华.干燥综合征从三焦论治[J].辽宁大学学报,2013,15(4)：221-222.

[34] 陈薇薇,张娜,苏晓.苏晓治疗干燥综合征经验介绍[J].新中医,2013,45(2)：187-189.

[35] 夏嘉,苏晓.苏晓治疗强直性脊柱炎的经验[J].国际中医中药杂志,2013,35(11)：1041-1042.

[36] 江春春,苏晓.系统性红斑狼疮的中医药治疗研究进展[J].风湿病与关节炎,2013,2(5)：50-53.

[37] 陈薇薇,苏晓,高龙,等.养阴清热中药对系统性红斑狼疮生存质量影响的评估[J].中国中医基础医学杂志,2013,19(6)：694-696.

[38] 陈薇薇,唐华燕,苏晓,等.复方生地合剂治疗系统性红斑狼疮(阴虚内热型)的有效性与安全性评价[J].上海中医药大学学报,2013,27(1)：34-36.

[39] 陈薇薇,苏晓,高龙,等.中药组方治疗阴虚内热型系统性红斑狼疮及对 Th 相关细因子影响的研究[J].风湿病与关节炎,2013,2(4)：9-12.

[40] 江春春,苏晓.苏晓治疗白塞病诊疗思路[J].河北中医,2014,36(6)：807-808.

[41] 夏嘉,苏晓.从"瘀"论治系统性红斑狼疮[J].河北中医,2014,36(5)：791-793.

[42] 王洁,姚重华,苏晓,等.红斑汤对环磷酰胺所致骨髓抑制小鼠外周血细胞及骨髓细胞 CD34-CD45 表达的影响[J].中医学报,2014,29(5)：689-691.

[43] 陈薇薇,苏晓,高龙,等.中药组方调节阴虚内热型系统性红斑狼疮 Th1/Th2 平衡的临床研究[J].江苏中医药报,2014,46(4)：30-32.

[44] 唐华燕,苏晓,杨旭鸣,等.金雀根汤治疗狼疮性肾炎 34 例临床观察[J].中医杂志,2014,55(20)：1754-1756.

[45] 陈薇薇,苏晓,高龙,等.养阴清热活血中药结合西药调节阴虚内热型系统性红斑狼疮 Th1/Th2 平衡的临床研究[J].江苏中医药报,2014,48(1)：47-49.

[46] 夏嘉,苏晓,陈薇薇,等.中西医结合疗法治疗阴虚内热、水瘀互结型狼疮性肾炎的临床随机对照研究[J].上海中医药杂志,2014,48(11)：42-45.

[47] 夏嘉,苏晓.从"瘀"论治系统性红斑狼疮[J].河北中医,2014,36(5)：791-793.

[48] 夏嘉,苏晓,江丽红,等.养阴清热、活血利水中药治疗狼疮性肾炎的临床研究[J].中国中西医结合肾病杂志,2014,15(7)：591-593.

[49] 唐华燕,苏晓,姚重华,等.案例教学结合问题引导在中医风湿病课堂教学中的研究与实践[J].风湿病与关节炎,2014,3(9)：78-80.

[50] 夏嘉,苏晓.SLE 患者中医辨证分型与自身抗体的关系[J].中华中医药学刊,2014,

32(3)：618-619.

[51] 陈薇薇,苏晓,唐华燕,等.系统性红斑狼疮合并骨髓纤维化1例[J].临床内科杂志,2015,32(8)：569.

[52] 夏嘉,江春春,苏晓,等.系统性红斑狼疮中医病因病机及辨证分型的研究进展[J].医学综述,2015,21(3)：500-502.

[53] 夏嘉,江丽红,苏晓,等.中药组方对狼疮性肾炎患者血清 IFN-γ、IL-4、TGF-β1 的影响[J].吉林中医药,2015,35(4)：367-369.

[54] Jia Xia, Li-qun He, Xiao Su. Interventional mechanisms of herbs or herbal extracts on renal interstitial fibrosis[J]. Journal of Integrative Medicine, 2016, 14(3)：165-173.

[55] 张娜,苏晓.补肾活血方联合西药治疗糖皮质激素相关性骨量丢失的临床观察[J].上海中医药杂志,2016,50(1)：58-61.

[56] 陈薇薇,苏晓,杨旭鸣,等.风免一号方联合西药治疗阴虚内热型系统性红斑狼疮[J].中华中医药学刊,2016,34(9)：2201-2204.

[57] 赵文修,苏晓,夏嘉,等.类风湿关节炎并发血管炎从络辨治探析[J].现代中西医结合杂志,2016,25(6)：654-656.

[58] 周殷,朱俊,苏晓,等.电针为主治疗肝肾阴虚型类风湿关节炎疗效观察[J].上海针灸杂志,2016,35(9)：1102-1105.

[59] Jia Xia, Lin Wang, Xiao Su, et al. Cigarette smoking and chronic kidney disease in the general population：a systematic review and meta-抗核抗体 lysis of prospective cohort studies[J]. Nephrology Dialysis Transplantion, 2017, 32(3)：475-487.

[60] 夏嘉,苏晓,顾明珠,等.养阴活血方对狼疮样小鼠肾组织 BMP-7、TGF-β1 表达的影响[J].世界中西医结合杂志,2017,12(8)：1081-1084.

[61] 黄慧萍,苏晓.针药合治系统性红斑狼疮激素性股骨头无菌性坏死15例临床观察[J].江苏中医药,2017,49(6)：54-55.

[62] 吴菲雅,苏晓.复方生地合剂治疗系统性红斑狼疮(阴虚内热型)的疗效及安全性评价[J].风湿病与关节炎,2017,6(8)：27-31.

[63] 陈薇薇,苏晓,沈丕安.沈氏生地苓连土茯苓汤联合沙利度胺治疗白塞病的临床观察[J].上海中医药杂志,2018,52(3)：51-54.

[64] 陈薇薇,沈丕安,苏晓.沈丕安从痹辨治系统性红斑狼疮学术经验[J].上海中医药杂志,2018,52(4)：2-5.

[65] 陈薇薇,苏晓,唐华燕,等.舒肝祛脂胶囊治疗高脂血症30例[J].西部中医药,2018,3(6)：82-84.

[66]　颜真波,苏晓.中医药治疗风湿性多肌痛研究进展[J].河北中医,2018,40(3):
　　　472－476.

[67]　姚重华,黄慧萍,苏晓,等.加味桂枝汤对气血两虚型产后风湿病的治疗效果观察
　　　[J].中国计划生育学杂志,2018,26(6):504－507.

[68]　吴菲雅,苏晓.苏晓对类风湿关节炎的诊疗经验[J].风湿病与关节炎,2018,7(6):
　　　49－51.

[69]　姚重华,苏晓,曲环汝,等.当归补血汤及其拆方对骨髓抑制模型小鼠 Wnt 蛋白及
　　　其受体的影响[J].云南中医学院学报,2018,41(3):1－5.

[70]　焦娟,黄慈波,苏晓,等.祖师麻膏药治疗膝骨关节炎:多中心随机对照临床试验
　　　[J].中华临床免疫和变态反应杂志,2018,12(3):283－288.

[71]　陈薇薇,苏励,苏晓,等.当代医家中医药辨治系统性红斑狼疮的思路和方法[J].中
　　　华中医药学刊,2019,37(4):922－924.

[72]　张娜,苏晓,沈丕安.沈氏生地红藤汤治疗湿热蕴结型急性痛风性关节炎的临床观
　　　察[J].上海中医药杂志,2019,53(9):60－63.

[73]　江春春,韩政,苏晓,等.从脾论治脂肪肝临证心悟[J].江苏中医药,2020,52(3):
　　　41－43.

[74]　陈薇薇,肖小莉,苏晓,等.复方生地合剂对 MRL/lpr 小鼠脾脏组织 Th17/Treg 平
　　　衡的影响[J].中医杂志,2020,61(6):519－523.

[75]　陈薇薇,黄慧萍,苏晓,等.多脏器累及的重症系统性红斑狼疮 1 例[J].疑难病杂
　　　志,2020,19(5):519－520.

[76]　阿古达木,陈薇薇,苏晓,等.独活寄生汤临床运用及药理研究进展[J].辽宁中医药
　　　大学学报,2020,22(10):163－167.

[77]　阿古达木,陈薇薇,苏晓.苏晓辨治系统性红斑狼疮的经验[J].上海中医药杂志,
　　　2020,54(9):36－39.

[78]　陈薇薇,肖小莉,苏晓,等.复方生地合剂从 TLR－NF－κB 通路调节 MRL/lpr 小鼠
　　　Th17/Treg 平衡[J].中华中医药杂志,2020,35(10):5270－5273.

[79]　吴菲雅,苏晓.苏晓对强直性脊柱炎的诊疗经验[J].风湿病与关节炎,2021,10(7):
　　　35－37.

[80]　凌琰嘉,苏晓,夏嘉.中医药辨证治疗干燥综合征研究进展[J].河北中医,2021,43
　　　(9):1575－1580.

[81]　唐华燕,姚重华,苏晓,等.沈丕安辨治银屑病关节炎经验[J].吉林中医药,2021,41
　　　(10):1309－1311.

[82]　阿古达木,陈薇薇,苏晓,等.苏晓从三焦辨治干燥综合征的经验[J].上海中医药杂
　　　志,2021,55(5):27－29.

[83] 阿古达木,陈薇薇,苏晓,等.从阴虚论治系统性红斑狼疮研究进展[J].辽宁中医药大学学报,2021,23(6):144-149.

[84] 阿古达木,陈薇薇,苏晓,等.雷公藤治疗类风湿关节炎研究进展[J].辽宁中医药大学学报,2021,23(7):118-121.

[85] 阿古达木,陈薇薇,苏晓,等.从瘀论治类风湿关节炎进展[J].中医学报,2021,36(3):533-540.

[86] 陈薇薇,徐俊,苏晓,等.嗜酸性粒细胞肉芽肿性血管炎1例[J].疑难病杂志,2021,20(2):192-193.

[87] 陈薇薇,肖小莉,苏晓,等.复方生地合剂对MRL/lpr狼疮小鼠TLR-NF-κB信号通路的调节作用[J].中国中医基础医学杂志,2021,27(1):75-78,91.

[88] 阿古达木,陈薇薇,苏晓.中医药辨治狼疮性肾炎研究进展[J].西部中医药,2021,34(1):130-133.

[89] 黄慧萍,戴晓敏,苏晓,等.巨细胞动脉炎患者临床特征及不良事件相关因素分析[J].中华风湿病学杂志,2022,26(5):316-322.

二、主要撰写著作

书　名	出版社	主编	副主编	主审	出版时间
风湿病中西医实用手册	人民军医出版社	苏　晓	杨旭鸣、陈薇薇、唐华燕	/	2015年
风湿病中医临床诊疗丛书——风湿性多肌痛分册	中国中医药出版社	苏　晓	陈薇薇	/	2019年
现代中医免疫病学	人民卫生出版社	沈丕安	苏　晓、张之澧、张史昭	/	2003年
实用中医风湿免疫病学	人民卫生出版社	姜　泉	刘维、刘健、苏晓、汪悦、娄玉钤、高明利	路志正	2022年
风湿病中医诊治手册	人民军医出版社	沈丕安	苏　晓、陈永强、单永华	/	2009年
临床研究专病结构化数据集——系统性红斑狼疮	人民卫生出版社	沈　南	姜林娣、赵东宝、万伟国、苏　晓、茅建春	/	2022年

三、科研获奖题录

［1］《现代中医免疫病学》于 2005 年获中华中医药学会科学技术（著作）优秀奖，为该项目第二完成人，证书号 X‐2005040 JC‐03‐R‐02。

［2］"羌活地黄汤治疗类风湿关节炎的临床及实验研究"于 2013 年获中华中医药学会科学技术奖三等奖，为该项目第三完成人，证书号 2013‐03‐01 LC‐61‐R‐03。

［3］"养阴清热活血利水法治疗狼疮性肾炎"于 2016 年获第六届上海中医药科技奖三等奖，为该项目第一完成人。

参考文献

［1］ 黄帝内经素问［M］.田代华整理.北京：人民卫生出版社,2005：13-149.

［2］ 巢元方.诸病源候论［M］.北京：人民卫生出版社,1955：4-134.

［3］ 张从正.儒门事亲［M］.王雅丽校注.北京：中国中医药出版社,2011：92.

［4］ 李东垣.内外伤辨惑论［M］.叶川编.北京：中国中医药出版社,1995：400.

［5］ 朱棣.普济方［M］.北京：人民卫生出版社,1960：67.

［6］ 张介宾.景岳全书［M］.北京：中国中医药出版社,1994：142-145.

［7］ 叶天士.临证指南医案［M］.北京：中国中医药出版社,2018：385.

［8］ 王清任.医林改错［M］.李占永,岳雪莲点校.北京：中国中医药出版社,1995：57-58.

［9］ 苏晓,张娜,马青海.补肾通络方联合甲氨喋呤治疗类风湿关节炎临床研究［J］.中华中医药学刊,2010,28(5)：934-937.

［10］ 陈士铎.辨证录［M］.北京：中国中医药出版社,2020：64.

［11］ 张海军.抗CCP抗体在类风湿关节炎诊断中的作用及临床意义［J］.河北医学,2013,19(5)：759-761.

［12］ 中华医学会风湿病学分会.类风湿关节炎诊治指南［J］.现代实用医学,2004,16(3)：184-188.

［13］ 何羿婷,陈伟,焦树德.应用焦树德学术思想临证体会［J］.中国中医基础医学杂志,2004,10(4)：59-61.

［14］ 王承德,沈丕安,胡荫奇.实用中医风湿病学［M］.北京：人民卫生出版社,2009：413-422.

［15］ 沈丕安.中药药理与临床运用［M］.北京：人民卫生出版社,2006：124-588.

［16］ 沈丕安,苏晓.现代中医免疫病学［M］.北京：人民卫生出版社,2003：57-82.

［17］ 刘福君,赵修南,汤建芳,等.地黄寡糖对SAMP8小鼠造血祖细胞增殖的作用［J］.中国药理学与毒理学杂志,1998,12(2)：127-131.

［18］ 张汝学,顾国明,张永祥,等.地黄低聚糖对实验室糖尿病与高血糖大鼠糖代谢的调节作用［J］.中药药理与临床,1996,12(1)：14-17.

[19] 师怡,许晖,阚慧卿,等.玄参化学成分的药理作用和分析方法[J].海峡药学,2006,18(4):58-59.

[20] 倪正,蔡雪珠,黄一平,等.玄参提取物对大鼠血液流变性、凝固性和纤溶活性的影响[J].中国微循环,2004,8(3):152-153.

[21] 孙志伟,王翠莲.川芎嗪对血液流变学指标影响的研究[J].中华实用中西医杂志,2005,18(6):783-784.

[22] 杨晓慧,彭志辉,胡南淑,等.蒲黄的实验研究[J].湖南医药杂志,1983(1):61.

[23] 赵永德,崔惠玲,李娟.五味子的药理作用及临床应用[J].药物与临床,2004,27(5):346.

[24] 李爱民,王英范,李昌禹,等.北五味子果实成熟期营养成分变化的研究[J].特产研究,2004,20(3):8-10.

[25] 张明华,陈虹,李灵芝.五味子甲素和五味子醇甲对四氯化碳所致肝脏损伤的保护作用[J].武警医学,2002,13(7):395-396.

[26] 李海涛,胡刚.五味子醇甲抑制6-羟基多巴胺诱导 PC12 细胞凋亡的研究[J].南京中医药大学学报,2004,20(2):96-98.

[27] 朱方石,金实,汪悦.从肾虚毒瘀论治系统性红斑狼疮的理论探讨[J].中国中医药信息杂志,2000,7(11):9.

[28] 王付民.活血化瘀治疗狼疮性肾炎[J].辽宁中医杂志,1994,21(10):45.

[29] 叶任高,阳晓.狼疮性肾炎尿毒症可逆性及其治疗[J].中国中西医结合肾病杂志,2001,2(1):1-3.

[30] 李浩.中西医结合治疗狼疮性肾炎41例临床观察[J].河北中医,1997,19(6):40-41.

[31] 盛梅笑,王钢.狼疮性肾炎中医病机与治法探讨[J].中国中医基础医学杂志,2003,9(12):55.

[32] 王海颖.陈以平治疗狼疮性肾炎的经验[J].新中医,2001,33(9):9-10.

[33] 顾军花,茅建春,苏励.陈湘君治疗风湿病经验撷菁——补肾固精法治疗狼疮性肾炎[J].时珍国医国药,2007,18(6):1526.

[34] 任文英,陈扬荣,阮诗玮,等.补肾清热毒方联合西药治疗狼疮性肾炎的疗效观察[J].北京中医药大学学报,2002,25(3):57-59.

[35] 中华医学会编著.临床诊疗指南风湿病分册[M].北京:人民卫生出版社,2005,46.

[36] 林飞进,严岭.凉血化瘀治疗小儿狼疮性肾炎疗效观察[J].浙江中西医结合杂志,2001,11(7):446-447.

[37] 史俊萍.分型辨治红斑狼疮的经验体会[J].辽宁中医杂志,1998,25(4):165.

[38] 眭书魁,马秀清,董燕平,等.红斑狼疮的中医病名研究[J].河北中医,2002,24(1):66-67.

[39] 苏励,茅建春,顾军花.环磷酰胺联合大剂量黄芪注射液静脉滴注治疗狼疮性肾炎[J].中国中西医结合学报,2007,5(3):272.

[40] 颜学桔,旷惠桃,范伏元.益肾颗粒治疗狼疮性肾炎30例[J].湖南中医杂志,2008,24(4):49-50.

[41] 孙录,李洪军,史磊,等.肾肝宁联合强的松治疗狼疮性肾炎效果观察[J].吉林医学,2001,22(3):154.

[42] 吴江雁,迪丽努尔.冬虫夏草、紫河车在治疗狼疮性肾炎中的应用体会[J].新疆中医药,2005,23(4):48-49.

[43] 蒋炜,黎磊石,唐政,等.雷公藤、激素综合治疗狼疮性肾炎疗效的远期评价[J].江苏医药,1987(12):650-652.

[44] 蒋炜,黎磊石,唐政,等.狼疮性肾炎中西医结合治疗研究[J].中华肾脏病杂志,1992,8(3):137-139.

[45] 侯宗德,苏玲,刘世荣.中西医结合四联疗法治疗狼疮性肾炎32例[J].广西中医药,1993,16(4):3-5.

[46] 陈源根,李二仁,张新春.血浆置换配合雷公藤等治疗狼疮性肾炎25例报告[J].实用内科杂志,1992,12(5):251.

[47] 金聂.雷公藤联合环磷酰胺治疗难治性狼疮性肾炎临床分析[J].浙江中西医结合杂志,2002,12(6):346-347.

[48] Acuna U M, Atha D E, Ma J, et al. Antioxidant capacities of ten edible north American plants[J]. Phytother Res, 2002, 16(1): 63.

[49] 范妮娜,蒋丽华,田力,等.应用接骨木果实油(SPF)诱发小鼠体内淋巴细胞转化的实验研究[J].沈阳医学,2002,22(3):37.

[50] Ahmadiani A, Fereidoni M, Semnanian S, et al. Antinociceptive and anti-inflammatory effects of sambucus ebulus rhizome extract in rats [J]. J Ethnopharmacol, 1998, 61(3): 229.

[51] 熊筱娟,陈武,李开泉,等.乌索酸防治大鼠试验性肝损伤作用的研究[J].宜春医专学报,2001,13(2):126.

[52] Jayathirtha M G, Mishra S H. Preliminary immunomodulatory activities of methanol extracts of Eclipta alba and Centella asiatica[J]. Phytomedicine, 2004, 11(4): 361-365.

[53] 陈瑶,韩婷,芮耀诚,等.积雪草总苷对实验性抑郁症大鼠血清皮质酮和单胺类神经递质的影响[J].中药材,2005,6(6):492.

［54］ 谢举临,利天增,祁少海,等.积雪草苷对体外培养的成纤维细胞的作用[J].中山医科大学学报,2001,22(1):41.

［55］ Cheng C L, Koo M W L. Effect of Centella asiaticaon ethanolinduced gastric mucosal lesions in rats[J]. Life Sci, 2000, 67(21):2647.

［56］ 明志君,刘世增,曹莉,等.积雪草总苷抗 DMN 诱导大鼠肝纤维化的作用[J].中国中西医结合杂志,2004,24(8):731.

［57］ 马葵芬,张相宜,齐罗扬,等.三萜类化合物对化学损伤原代培养大鼠肝细胞的保护作用[J].浙江大学学报(医学版),2007,36(3):247.

［58］ 张振凌,吴筱菁,王磊.中药猫爪草有效部位的免疫活性研究[J].中华中医药杂志,2007,22(2):120-122.

［59］ 王爱武,王梅,袁久荣,等.猫爪草提取物体外抗肿瘤的研究[J].天然产物研究与开发,2004,16(6):529-531.

［60］ 刘福君,赵修南,汤建芳,等.地黄寡糖对 SAMP8 小鼠造血祖细胞增殖的作用[J].中国药理学与毒理学杂志,1998,12(2):127-131.

［61］ 张汝学,顾国明,张永祥,等.地黄低聚糖对实验室糖尿病与高血糖大鼠糖代谢的调节作用[J].中药药理与临床,1996,12(1):14-17.

［62］ 师怡,许晖,阙慧卿,等.玄参化学成分的药理作用和分析方法[J].海峡药学,2006,18(4):58-59.

［63］ 倪正,蔡雪珠,黄一平,等.玄参提取物对大鼠血液流变性、凝固性和纤溶活性的影响[J].中国微循环,2004,8(3):152-153.

［64］ 孙志伟,王翠莲.川芎嗪对血液流变学指标影响的研究[J].中华实用中西医杂志,2005,18(6):783-784.

［65］ 杨晓慧,彭志辉,胡南淑,等.蒲黄的实验研究[J].湖南医药杂志,1983(1):61.

［66］ 福建省科学技术委员会《福建植物志》编写组.福建植物志(第一卷)[M].福州:福建科学技术出版社,1982:553-554.

［67］ 赵永德,崔惠玲,李娟.五味子的药理作用及临床应用[J].药物与临床,2004,27(5):346.

［68］ 李爱民,王英范,李昌禹,等.北五味子果实成熟期营养成分变化的研究[J].特产研究,2004,20(3):8-10.

［69］ 张明华,陈虹,李灵芝.五味子甲素和五味子醇甲对四氯化碳所致肝脏损伤的保护作用[J].武警医学,2002,13(7):395-396.

［70］ 李海涛,胡刚.五味子醇甲抑制 6-羟基多巴胺诱导 PC12 细胞凋亡的研究[J].南京中医药大学学报,2004,20(2):96-98.

［71］ 孙奕,王景明,骆永珍,等.淫羊藿总黄酮促进免疫功能低下小鼠 IL-2 和 NK 活性

名
中
医
苏
晓
学
术
传
承
集

的实验研究[J].中草药,2002,33(7):537.

[72] 张述斌,薛掌林.黄芪多糖、淫羊藿多糖对鸡新城疫疫苗免疫增强作用的研究[J]. 甘肃畜牧兽医,2004(4):24.

[73] 韩立民,刘波.淫羊藿总黄酮对成骨细胞增殖的影响[J].上海中医药杂志,2003,37 (6):55.

[74] 郑洪军,吕振华.淫羊藿对体外培养破骨细胞的影响[J].中华实验外科杂志,2000, 17(4):460.

[75] 薛程远,曲范仙,刘辉,等.杜仲叶乙醇提取物对小鼠免疫功能的影响[J].甘肃中医 学院学报,1998,15(3):50.

[76] 王大为,高晓燕.杜仲对成骨样细胞增殖的作用[J].中药药理与临床,2000,16 (4):24.

[77] 阴健.中药现代研究与临床应用[M].北京:中国古籍出版社,1995:153.

[78] 赵余庆,袁昌鲁,李铣,等.红毛五加化学成分的研究[J].中国中药杂志,1991,16 (7):421.

[79] 张莅峡,胡庆和.红毛五加多糖对机体免疫功能的影响[J].中药材,1994,17 (5):36.

[80] Shao B P, Qin G W, Xu R S, et al. Triterpenoid saponins from Clematis chinensis [J]. Phytochemistry, 1995, 38(6):1473 - 1479.

[81] Shao B P, Qin G W, Xu R S, et al. Saponins from Clematis chinensis[J]. Phytochemistry, 1996, 42(3):821 - 825.

[82] 章蕴毅.威灵仙解痉抗炎镇痛[J].中成药,2001,23(11):808 - 811.

[83] 杜学武,郭晓玲.锦鸡儿治疗类风湿关节炎临床研究[J].中国民族医药杂志,1998, 4(2):11 - 13.

[84] 景姬,方文龙.小叶锦鸡儿的抗炎作用[J].中国中药杂志,1993,19(5):306 - 308.

[85] 周灏.石膏清热作用的物质基础及作用机制[J].中医学报,2015,30(6):860 - 862.

[86] 沈丕安.中药药理与临床运用[M].北京:人民卫生出版社,2006.

[87] 于震,王军,李更生,等.地黄苷 A 对环磷酰胺致小鼠白细胞少症的影响[J].中草 药,2001,32(11):1002 - 1004.

[88] 苗明三,方晓燕.怀地黄多糖免疫兴奋作用的实验研究[J].中国中医药科技,2002, 9(3):159 - 160.

[89] 王艳春,张忠艳,姜小卓.中药黄芩的药理及应用[J].中外医疗,2009(13):158.

[90] 杨巧芳,孟庆刚.黄芩抗炎作用的药理研究评述[J].中华中医药学刊,2008(7): 1443 - 1445.